全国高等医药院校实训教学规划教材

供高职高专药学、药品质量与安全、药品生产技术及
其他药学类相关专业使用

药物分析项目化实训指导

主　编　吴　颖　孙国兵

副主编　王　胤　叶玉珊　刘明玉　刘程程　谷　超

编　委　（按姓氏汉语拼音排序）

谷　超（贵阳护理职业学院）

贾　俊（贵阳护理职业学院）

李飞雁（遵义医药高等专科学校）

刘　毅（贵阳市食品药品检验检测中心）

刘　芸（贵州轻工职业技术学院）

刘程程（贵阳护理职业学院）

刘明玉（贵阳护理职业学院）

孙国兵（贵阳护理职业学院）

童　红（贵州食品药品审评查验中心）

王　胤（贵阳护理职业学院）

吴　颖（贵阳护理职业学院）

谢　琳（广东岭南职业技术学院）

杨　慧（贵阳护理职业学院）

叶玉珊（贵阳护理职业学院）

张志宇（贵州食品药品审评查验中心）

周　立（贵阳职业技术学院）

邹　旋（贵州浩诚药业有限公司）

科　学　出　版　社

北　京

内 容 简 介

本书根据《中华人民共和国药典》（2015 年版）、国家药物分析与检验高级工职业标准等进行编写。本书选取企业真实的药品检测项目，按药品检验工作流程，分为五大工作项目共计 20 个工作任务，内容涉及多种分析方法、各类分析仪器的操作规程及岗位标准规程等，着重培养学生药品检验技能，突出实用性。

本书适用于高职高专药学、药品质量与安全、药品生产技术及其他药学类相关专业，也可用作药品生产企业检验人员的参考用书。

图书在版编目（CIP）数据

药物分析项目化实训指导 / 吴颖，孙国兵主编. —北京：科学出版社，2019.3

全国高等医药院校实训教学规划教材

ISBN 978-7-03-059863-9

Ⅰ. 药… Ⅱ. ①吴… ②孙… Ⅲ. 药物分析-医学院校-教材 Ⅳ. R917

中国版本图书馆 CIP 数据核字（2018）第 278490 号

责任编辑：张映桥　丁彦斌 / 责任校对：张凤琴
责任印制：李　彤 / 封面设计：铭轩堂

科学出版社 出版
北京东黄城根北街 16 号
邮政编码：100717
http://www.sciencep.com

北京中科印刷有限公司 印刷
科学出版社发行　各地新华书店经销

*

2019 年 3 月第 一 版　　开本：787×1092　1/16
2022 年 1 月第四次印刷　　印张：12 3/4
字数：302 000

定价：39.80 元

（如有印装质量问题，我社负责调换）

前　言

　　药物分析是高职药学类专业的核心课程，具有很强的实践性和应用性。为适应高职高专教育趋势，契合社会对高素质药学人才需求，体现"以就业为导向，以能力为本位，以技能为核心"的职业教育理念，结合药品检验的实际情况，编者编写了本书。本书旨在让学生掌握典型药物的检验原理和技术，能根据药品质量标准独立完成常用药物的检验工作。本书特点如下。

　　1. 内容实用，紧贴工作岗位，突出技能培养。本书内容根据《中华人民共和国药典》（以下简称《中国药典》）（2015年版）、国家药物分析与检验高级工职业标准等进行组织。编者针对药品检验工作的岗位需求和真实工作内容对本书进行了设计，所设计的教学内容与实际工作高度一致，体现了学习和工作的一体化。本书重点培养学生分析问题和解决问题的能力。

　　2. 内容编写项目化。本书分为五大工作项目，包括药品检验前的准备、药物的鉴别、药物的杂质检查、药物的含量测定及综合检验技能提升。本书围绕实际工作中的典型药物，共设计了20个工作任务，涉及容量分析法、色谱法、光谱法等多种分析方法，各类分析仪器的操作规程、药品检验原始记录、药品检验报告单、各任务评价表等，并在附录中收录了岗位标准规程、常用试液配制方法等内容。在编排上遵循学生的认知规律，采取由易到难的递进式设计，让学生完成从基本技能（项目一）到核心技能（项目二、三、四），再到综合技能的提升（项目五）。

　　3. 本书适应范围广，适应人群多。本书适用于高职高专药学、药品质量与安全、药品生产技术及其他药学类相关专业的学生，也可用作药品生产企业检验人员的参考用书。

　　在本书的编写过程中，编者参考了部分已出版的高等院校教材和有关著作，在此向有关作者和出版社表示衷心感谢。由于编者水平有限，书中难免有疏漏和不足之处，恳请同行专家、使用本书的各院校师生等批评指正。

编　者

2018 年 5 月

目　录

项目一 药品检验前的准备

工作任务 1 药品检验工作的基本程序

一、实 训 目 标

1. 学会药品检验工作的基本程序。
2. 能根据检验任务，确立检验工作程序。
3. 能读懂和书写原始记录和检验报告。

二、药品检验工作的机构

药品检验机构分为国家法定检验机构和其他检验机构。

国家法定检验机构包括中国食品药品检定研究院、省（自治区、直辖市）级药品检验所、地市（自治州、盟区）级药品检验所。

其他检验机构主要包括药品生产企业的质量检验部门、药品经营部门的药品检验室、医院制剂部门的检验机构。

三、药品检验工作的基本程序

药品检验工作的基本程序主要分为五个流程，即：样品审查→取样→分析检验→记录→检验报告。

1. **样品审查** 收到送检样品后，需要对样品的包装情况、数量、生产批号、生产企业、规格等进行全面审查，并确定检验目的和检验依据。常规检验以国家药品标准为依据；进口药品按注册标准检验；新药、仿制药品按合同或所附资料检验。

2. **取样** 是从一批样品中，按取样规则抽取一定数量的样品，供检验用。取样时，应先检查品名、批号、数量、包装情况，符合要求后方可取样。同时，必须填写取样记录，取样容器和被取样包装上均应贴上标签（表 1-1）。

表 1-1 取样证

文件编号：

品名	
批号	
规格	
编号	

续表

批量	
取样量（件/g）	
取样人	
取样日期	年　月　日

在取样时应遵循所取样品具有代表性、真实性、科学性的基本原则，分批取样，分部位取样。

（1）取样工具：取样用的取样工具和盛样器具，因为直接接触药品，因此不能与药品发生化学作用，使用前应当洗净并干燥。用于取放无菌样品或者须做微生物检查的样品的取样工具和盛样器具，须经灭菌处理。取样工具使用后，应当及时洗净，不残留被抽样物质，并贮于洁净场所备用。常用的取样工具和盛样器具主要有以下几种。

1）固体或者半固体原料药的取样工具：粉末状固体原料药和半固体原料药一般使用一侧开槽、前端尖锐的不锈钢抽样棒取样，某些情况下也可使用瓷质或者不锈钢质药匙取样（图 1-1）。

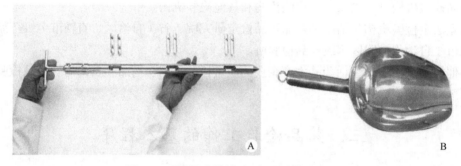

图 1-1　不锈钢取样棒（A）、取样铲（B）

2）液体原料药的取样工具：低黏度液体原料药可使用吸管、烧杯、勺子、漏斗等取样。腐蚀性或者毒性液体原料药取样时需配用吸管辅助器。高黏度液体原料药可用玻璃棒蘸取。

3）盛样器具：原料药使用可密封的玻璃瓶等适宜器具盛样。制剂使用纸袋（盒、箱）等适宜器具盛样。

（2）取样方法

1）固体或者半固体原料药的取样方法：将抽样单元表面拭净后移至洁净取样室，用洁净干燥的取样棒、取样铲等适宜取样工具，从确定的抽样单元内抽取单元样品。一般应当从上、中、下、前、后、左、右等不同部位取样，但不一定从同一抽样单元的不同部位取样，可在不同抽样单元的不同部位取样。取得的单元样品分别置于不同的洁净干燥的盛样器具中，并将品名、批号、抽样单元的编号标记于该器具上。

2）液体原料药的取样方法：将抽样单元表面拭净后移至洁净取样室，先将液体混匀，再用洁净干燥的吸管等适宜取样工具，从确定的抽样单元内抽取单元样品。有结晶析出的液体，应当在不影响药品质量的情况下，使结晶溶解并混匀后取样。取得的单元样品分别置于不同的洁净干燥的盛样器具中，并将品名、批号、抽样单元的编号标记于该器具上。

对非均质液体原料药（如混悬液），应当在充分混匀后迅速取样。

3）制剂的取样方法：制剂以完整的最小包装作为取样对象，从确定的抽样单元内抽取单元样品。

（3）取样数量：设样品总件数为 X（如箱、桶、袋、盒等）。

1）当 $X \leqslant 3$，逐件取样。

2）当 $3 < X \leqslant 300$，按 $\sqrt{X} + 1$ 件数随机取样。

3）当 $X > 300$，按 $\dfrac{\sqrt{X}}{2} + 1$ 件数随机取样。

取样数量至少为一次全项检验用量的三倍，数量不够不予收检。

3. 分析检验　分析检验时必须按照药品质量标准中规定的项目和操作规范严格进行，只有各项结果全部合格，才能认定该药品为合格。分析检验主要包括性状、鉴别、检查及含量测定四个方面。

（1）性状：性状检查包括外观、溶解度、物理常数等，可反映出药物的内在本质。

1）外观：是对药品的外表的感观规定，包括聚集状态、晶型、色泽、臭、味。

2）溶解度：可以反映药品在某种溶剂中的溶解性能。

3）物理常数：是评价药品质量的重要指标，反映药品的纯净程度，包括熔点、凝点、吸收系数、比旋度、折光率、相对密度、馏程、黏度、酸值、皂化值、碘值等。

（2）鉴别：根据药物的分子结构、理化性质，采用化学、物理或生物学方法来证明已知药物的真伪，而不是对未知物进行定性分析，是药品检验工作的首要任务，是杂质检查、含量测定的前提。鉴别包括一般鉴别试验和专属鉴别试验两类。

1）一般鉴别试验：是以药物的化学结构及其物理化学性质为依据，通过化学反应来鉴别药物真伪的试验。其中无机药物是根据其组成的阴离子和阳离子的特殊反应为一般鉴别试验依据；有机药物是利用其结构中典型的官能团反应为一般鉴别试验依据。通过一般鉴别试验只能证实是某一类药物，而不能证实是哪一种药物。

2）专属鉴别试验：是根据一类药物中每一种药物化学结构的差异理化特性，选用某些特有的灵敏的定性反应，来鉴别药物的真伪。一般鉴别试验依据某类药物共同的特点，区别不同类药物，而专属鉴别试验是在一般鉴别试验的基础上，利用各种药物的化学结构差异，鉴别各个药物单体。

（3）检查：药品质量标准的检查项目下，主要包括有效性、均一性、纯度要求和安全性四个方面的内容。

1）药物有效性研究：包括了动物试验中的药效学研究和人体临床试验中的有效性研究。药物的有效性评价是决定药物最终能否上市的关键因素之一。

2）均一性：主要是指制剂含量的均匀性、溶出度或释放度的均一性、装量差异及生物利用度的均一性。

3）纯度要求：是指对药物中各类杂质的检查，亦称纯度检查、限度检查。

4）安全性检查：是指对药物中存在的某些痕量的对生物体产生特殊生理作用，严重影响用药安全的杂质进行检查，如热原检查、毒性试验、刺激性试验、过敏试验、升压或降压物质检查等。

（4）含量测定：是指用规定的方法测定药物中有效成分的含量。常用的方法有化学分析和仪器分析（含量测定）、生物测定法（效价测定）等。药品的含量是评价药品质量、保证药品疗效的重要方面。含量测定必须在鉴别无误、杂质检查合格的基础上进行。

4. 记录　检验记录的内容包括品名、规格、批号、数量、来源、检验依据、取样日期、检验日期、检验项目、数据、计算公式及过程、涉及的图谱、结果判定等。

药品检验记录必须真实、完整、准确，做到随做随记，不能事后补记，也不得随意涂改，若有写错，只可在错误的地方画线，在旁边改正重写，并要签名。

涂改方式：画两条细线，在右上角写正确数字，并签名。例如：

0. 2935̶⁹ 张三

检验记录作为检验的原始材料，应按规定妥善保存、备查。

5. 检验报告　药品检验完后，需根据检验结果，开具检验报告书。检验报告书的内容主要包括以下几方面。

（1）品名、规格、批号、数量、来源、检验依据、检验目的。

（2）取样日期、报告日期。

（3）检验项目、标准规定、检验结果、结论。

（4）检验人、复核人、部门负责人签名或盖章。

检验报告书要求完整、简洁，书写规范，结论明确，结论应包括检验依据和检验结论。同时，报告书上必须有检验人员、复核人员及部门负责人签名或盖章，签名或盖章应写全名，并由检验单位盖章，否则检验报告书无效。

药品检验报告单的书写如表1-2。

表 1-2　药品检验报告单

检品名称	葡萄糖酸钙片	规格	0.5g
生产批号	150865	生产厂家	××制药有限公司
检品数量	3瓶×100片/瓶	取样日期	2017年12月1日
送检部门	××制剂车间	检验日期	2017年12月1日
检验目的	部分检验	报告日期	2017年12月3日
检验依据	《中国药典》（2015年版）二部		

检验项目及结果		
项目名称	标准规定	检验结果
【性状】	应为白色片	为白色片
【鉴别】		
（1）	应显深黄色	显深黄色
（2）	应显钙盐的鉴别反应	符合规定
【检查】		
溶出度	限度应为标示量的75%	80%
【含量测定】	应为标示量的95.0%～105.0%	98.5%

结论

根据《中国药典》（2015年版）二部进行上述项目检验，结果符合规定。

检验人	×××	复核人	×××	审核人	×××

工作任务2 《中国药典》（2015年版）的使用

一、实训目标

1. 学会《中国药典》（2015年版）的查阅。
2. 能正确解读药品质量标准。

二、《中国药典》（2015年版）的基本结构

国家药品标准是国家为保证药品质量，对药品质量、规格及检验方法所作的技术规定，是药品生产、经营、使用、检验和监督管理部门共同遵循的法定依据。现行国家药品标准，包括《中华人民共和国药典》和《局颁标准》。

《中华人民共和国药典》，简称《中国药典》，英文缩写为ChP。现行使用的版本是《中国药典》（2015年版），于2015年12月1日起正式执行。本版药典进一步扩大药品品种的收载和修订，共收载品种 5608 种，并首次将国家药品标准物质制备、药包材及药用玻璃材料和容器等指导原则纳入药典，形成了涵盖原料药及其制剂、药用辅料、标准物质、药包材的药品标准体系。

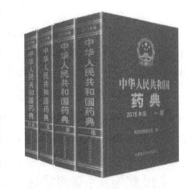

图1-2 《中国药典》（2015年版）

《中国药典》（2015年版）共分为四部出版（图1-2）。其中，一部收载中药（中药材、中药饮片、植物油脂和提取物，成方制剂和单味制剂等），共计品种2598种；二部收载化学药品，共计品种 2603 种；三部收载生物制药，共计品种137种；四部收载通则和药用辅料，通则317个，药用辅料270种。

三、《中国药典》（2015年版）的内容

《中国药典》（2015年版）一、二、三部主要组成部分为凡例、品名目次、正文、索引四个部分，四部主要组成部分为凡例、通则、药用辅料质量标准三个部分。

1. 凡例 是解释和正确使用《中国药典》进行质量检定的基本原则，是对药典正文、通则及与质量检定有关的共性问题的统一规定，是药典的总说明。凡例的条款具有法定的约束力。

凡例和通则中采用"除另有规定外"这一用语，表示存在与凡例或通则有关规定不一致的情况时，则在正文品种中另作规定，并按此规定执行。

2. 正文 是《中国药典》收载品种的质量标准，是根据药物自身的理化与生物学特性，按照批准的处方来源、生产工艺、贮藏运输条件等所制订的，用于检测药品质量是否达到用药要求，并衡量其质量是否稳定均一的技术规定。

以《中国药典》二部为例，正文品种的质量标准包括以下内容：品名（含中文名、汉语拼音与英文名）；有机药物的结构式、分子式与分子量；有机药物的化学名称、含量或效

价规定、性状、鉴别、检查、含量测定、类别、规格、贮藏、制剂。

3. 品名目次和索引　是用于检索药典收载品种，其中索引还分为中文索引和英文索引。品名目次是按笔画顺序排列，中文索引按汉语拼音顺序排列，英文索引按英文字母顺序排列。

4. 通则　主要收载制剂、通用检测方法和指导原则。

（1）制剂通则：是按照药物剂型分类，针对剂型特点所规定的基本技术要求，如片剂、颗粒剂、胶囊剂制剂通则等。

（2）通用检测方法：是对各正文品种进行相同检查项目的检测时，所应采用的统一设备、程序、方法、限度等，如一般鉴别试验、光谱法、色谱法、物理常数测定法、限量检查法、试剂与标准物质等。

（3）指导原则：是为执行药典、考察药品质量、起草与复核药品标准等所制定的指导性规定。

四、《中国药典》（2015 年版）凡例中的部分专业术语

1. 溶解度是药品的一种物理性质。各品种项下选用的部分溶剂及其在该溶剂中的溶解性能，可供精制或制备溶液时参考；对在特定溶剂中的溶解性能需作质量控制时，在该品种检查项下另作具体规定。药品的近似溶解度以下列名词术语表示。

（1）极易溶解：系指溶质 1g（ml）能在溶剂不到 1ml 中溶解。

（2）易溶：系指溶质 1g（ml）能在溶剂 1～不到 10ml 中溶解。

（3）溶解：系指溶质 1g（ml）能在溶剂 10～不到 30ml 中溶解。

（4）略溶：系指溶质 1g（ml）能在溶剂 30～不到 100ml 中溶解。

（5）微溶：系指溶质 1g（ml）能在溶剂 100～不到 1000ml 中溶解。

（6）极微溶解：系指溶质 1g（ml）能在溶剂 1000～不到 10 000ml 中溶解。

（7）几乎不溶或不溶：系指溶质 lg（ml）在溶剂 10 000ml 中不能完全溶解。

溶解度测试试验法：除另有规定外，称取研成细粉的供试品或量取液体供试品，于 25℃±2℃一定容量的溶剂中，每隔 5 分钟强力振摇 30 秒钟；观察 30 分钟内的溶解情况，如无目视可见的溶质颗粒或液滴时，即视为完全溶解。

2. 制剂的规格，系指每一支、片或其他每一个单位制剂中含有主药的重量（或效价）或含量（%）或装量。注射液项下，如为"1ml：10mg"，系指 1ml 中含有主药 10mg；对于列有处方或标有浓度的制剂，也可同时规定装量规格。

3. 贮藏项下的规定，系为避免污染和降解而对药品贮存与保管的基本要求，以下列名词术语表示。

（1）遮光：系指用不透光的容器包装，如棕色容器或黑纸包裹的无色透明、半透明容器。

（2）避光：系指避免日光直射。

（3）密闭：系指将容器密闭，以防止尘土及异物进入。

（4）密封：系指将容器密封以防止风化、吸潮、挥发或异物进入。

（5）熔封或严封：系指将容器熔封或用适宜的材料严封，以防止空气与水分的侵入并防止污染。

（6）阴凉处：系指不超过20℃。

（7）凉暗处：系指避光并不超过20℃。

（8）冷处：系指2～10℃。

（9）常温：系指10～30℃。

除另有规定外，贮藏项下未规定贮藏温度的一般系指常温。

4. 原料药的含量（%），除另有注明者外，均按重量计。如规定上限为100%以上时，系指用本药典规定的分析方法测定时可能达到的数值，它为药典规定的限度或允许偏差，并非真实含有量；如未规定上限时，系指不超过101.0%。

5. 本版药典使用的滴定液和试液的浓度，以mol/L（摩尔/升）表示者，其浓度要求精密标定的滴定液用"XXX滴定液（YYYmol/L）"表示；作其他用途不需精密标定其浓度时，用"YYYmol/L XXX溶液"表示，以示区别。

6. 有关温度的描述，一般以下列名词术语表示。

（1）水浴温度：除另有规定外，均指98～100℃。

（2）热水：系指70～80℃。

（3）微温或温水：系指40～50℃。

（4）室温（常温）：系指10～30℃。

（5）冷水：系指2～10℃。

（6）冰浴：系指约0℃。

（7）放冷：系指放冷至室温。

7. 符号"%"表示百分比，系指重量的比例；但溶液的百分比，除另有规定外，系指溶液100ml中含有溶质若干克；乙醇的百分比，系指在20℃时容量的比例。此外，根据需要可采用下列符号。

（1）%（g/g）：表示溶液100g中含有溶质若干克。

（2）%（ml/ml）：表示溶液100ml中含有溶质若干毫升。

（3）%（ml/g）：表示溶液100g中含有溶质若干毫升。

（4）%（g/ml）：表示溶液100ml中含有溶质若干克。

8. 液体的滴，系在20℃时，以1.0ml水为20滴进行换算。

9. 溶液后标示的"（1→10）"等符号，系指固体溶质1.0g或液体溶质1.0ml加溶剂使成10ml的溶液；未指明用何种溶剂时，均系指水溶液；两种或两种以上液体的混合物，名称间用半字线"–"隔开，其后括号内所示的"："符号，系指各液体混合时的体积（重量）比例。

10. 乙醇未指明浓度时，均系指95%（ml/ml）的乙醇。

11. 试验中供试品与试药等"称重"或"量取"的量，均以阿拉伯数码表示，其精确度可根据数值的有效数位来确定。

（1）称取"0.1g"：系指称取重量可为0.06～0.14g。

（2）称取"2g"：系指称取重量可为1.5～2.5g。

（3）称取"2.0g"：系指称取重量可为1.95～2.05g。

（4）称取"2.00g"：系指称取重量可为1.995～2.005g。

（5）精密称定：系指称取重量应准确至所取重量的千分之一。

（6）称定：系指称取重量应准确至所取重量的百分之一。

（7）精密量取：系指量取体积的准确度应符合国家标准中对该体积移液管的精密度要求。

（8）量取：系指可用量筒或按照量取体积的有效数位选用量具。

（9）取用量为"约"若干时，系指取用量不得超过规定量的±10%。

12. 恒重，除另有规定外，系指供试品连续两次干燥或炽灼后称重的差异在 0.3mg 以下的重量；干燥至恒重的第二次及以后各次称重均应在规定条件下继续干燥 1 小时后进行；炽灼至恒重的第二次称重应在继续炽灼 30 分钟后进行。

13. 试验中规定"按干燥品（或无水物，或无溶剂）计算"时，除另有规定外，应取未经干燥（或未去水，或未去溶剂）的供试品进行试验，并将计算中的取用量按检查项下测得的干燥失重（或水分，或溶剂）扣除。

14. 试验中的"空白试验"，系指在不加供试品或以等量溶剂替代供试液的情况下，按同法操作所得的结果；含量测定中的"并将滴定的结果用空白试验校正"，系指按供试品所耗滴定液的量（ml）与空白试验中所耗滴定液的量（ml）之差进行计算。

15. 试验时的温度，未注明者，系指在室温下进行；温度高低对试验结果有显著影响者，除另有规定外，应以 25℃±2℃为准。

16. 试验用水，除另有规定外，均系指纯化水。酸碱度检查所用的水，均系指新沸并放冷至室温的水。

17. 酸碱性试验时，如未指明用何种指示剂，均系指石蕊试纸。

五、技 能 训 练

1. 按照下表项目，查阅《中国药典》（2015 年版），记录所在页码和查阅结果（表 1-3）。

表 1-3 药典查阅训练

序号	查阅项目	药典几部	页码	查阅结果
1	甘油的相对密度			
2	羧甲基纤维素钠的检查项目			
3	阿司匹林片的含量范围			
4	甘草的性状			
5	冷处的含义			
6	依地酸钙钠注射液含量测定方法			
7	盐酸吗啡类别			
8	乙型脑炎减毒活疫苗的保存、运输及有效期			
9	枸橼酸盐的一般鉴别试验			
10	十滴水软胶囊处方			
11	AgNO₃ 滴定液的配制与标定			
12	眼用制剂的检查项目			

2. 请认真阅读以下关于硫酸阿托品质量标准的药典原文，对画线部分进行解读并回答问题。

硫酸阿托品
Liusuan Atuopin
Atropine Sulfate

$$(C_{17}H_{23}NO_3)_2 \cdot H_2SO_4 \cdot H_2O \qquad 694.84$$

本品为（±）-α-（羟甲基）苯乙酸-8-甲基-8-氮杂双环[3.2.1]-3-辛酯硫酸盐一水合物。按干燥品计算，含（$C_{17}H_{23}NO_3$）$_2$·H_2SO_4不得少于98.5%。

【性状】 本品为无色结晶或白色结晶性粉末；无臭。

本品在水中极易溶解，在乙醇中易溶。

熔点 取本品，在120℃干燥4小时后，立即依法测定（通则0612），熔点不得低于189℃，熔融时同时分解。

【鉴别】 （1）本品的红外光吸收图谱应与对照的图谱[光谱集（《药品红外光谱集》）487图]一致。

（2）本品显托烷生物碱类的鉴别反应（通则0301）。

（3）本品的水溶液显硫酸盐的鉴别反应（通则0301）。

【检查】

酸度 取本品0.50g，加水10ml溶解后，加甲基红指示液1滴，如显红色，加氢氧化钠滴定液（0.02mol/L）0.15ml，应变为黄色。

莨菪碱 取本品，按干燥品计算，加水溶解并制成每1ml中含50mg的溶液，依法测定（通则0621），旋光度不得过–0.40°。

有关物质 取本品，加水溶解并稀释制成每1ml中含0.5mg的溶液，作为供试品溶液；精密量取1ml，置100ml量瓶中，用水稀释至刻度，摇匀，作为对照溶液。照高效液相色谱法（通则0512）试验。用十八烷基硅烷键合硅胶为填充剂，以0.05mol/L磷酸二氢钾溶液（含0.0025mol/L庚烷磺酸钠）-乙腈（84：16）（用磷酸或氢氧化钠试液调节pH至5.0）为流动相，检测波长为225nm，阿托品峰与相邻杂质峰的分离度应符合要求。精密量取对照溶液与供试品溶液各20μl，分别注入液相色谱仪，记录色谱图至主成分峰保留时间的2倍。供试品溶液色谱图中如有杂质峰，扣除相对保留时间0.17之前的色谱峰，各杂质峰面积的和不得大于对照溶液主峰面积（1.0%）。

干燥失重 取本品，在120℃干燥4小时，减失重量不得过5.0%（通则0831）。

炽灼残渣 不得过0.1%（通则0841）。

【含量测定】 取本品约0.5g，精密称定，加冰醋酸与醋酐各10ml溶解后，加结晶紫指示液1～2滴，用高氯酸滴定液（0.1mol/L）滴定至溶液显纯蓝色，并将滴定的结果用空白试验校正。每 1ml 高氯酸滴定液（0.1mol/L）相当于 67.68mg 的（$C_{17}H_{23}NO_3$）$_2 \cdot H_2SO_4$。

【类别】　抗胆碱药。

【贮藏】　密封保存。

【制剂】　（1）硫酸阿托品片　（2）硫酸阿托品注射液　（3）硫酸阿托品眼膏

问题：

（1）硫酸阿托品规定的含量范围是多少？

（2）"性状"项下关于溶解度的表述中"极易溶解""易溶"分别是什么意思？

（3）"鉴别"项下托烷生物碱类、硫酸盐的鉴别试验分别是什么？

（4）"检查"项下进行"酸度"和"莨菪碱"检查时，供试品须加水溶解，这里的"水"分别是指什么水？

（5）"检查"项下进行"有关物质"检查时，须精密量取供试品溶液 1ml，此处精密量取 1ml 应该选用哪一种量器？

（6）"检查"项下"炽灼残渣"的操作方法是什么？

（7）"含量测定"项下要求"取本品约 0.5g，精密称定"，此处的称量范围是多少？应选择哪一种规格的电子天平？

（8）"含量测定"项下的"结晶紫指示液"如何配制？

（9）"含量测定"项下的"空白试验"应该如何操作？

工作任务 3　电子天平的使用

一、实 训 目 标

1. 学会用减重法称量样品。

2. 学会用直接称量法称量样品。

3. 能说出电子天平的构造。

二、电子天平的构造

电子天平的构造见图 1-3、图 1-4。

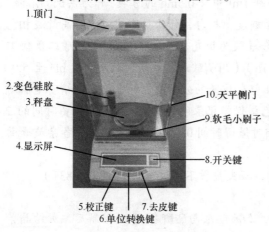

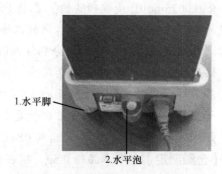

图 1-3　电子天平正面（FA2104N 型）　　　　图 1-4　电子天平背面（FA2104N 型）

三、电子天平的原理

电子天平是依据电磁力平衡原理进行称量的装置。称盘通过支架连杆与一线圈相连，该线圈置于固定的永久磁铁——磁钢之中，当线圈通电时自身产生的电磁力与磁钢磁力作用，产生向上的作用力。该力与称盘中称量物的向下重力达平衡时，此线圈通入的电流与该物重力成正比。利用该电流大小可计量称量物的重量。其线圈上电流大小的自动控制与计量是通过该天平的位移传感器、调节器及放大器实现。当盘内物重变化时，与盘相连的支架连杆带动线圈同步下移，位移传感器将此信号检出并传递，经调节器和电流放大器调节线圈电流大小，使其产生向上之力推动称盘及称量物恢复原位置为止，重新达线圈电磁力与物重力平衡，此时的电流可计量物重。

四、称量所需的仪器

1. 称量瓶　是一种常用的实验室玻璃器皿，一般用于电子天平准确称量一定量的固体，分为扁形、筒形两种外形，如图 1-5 所示。称量瓶主要用于减量法称量，在称量瓶中加入适量样品，准确称量，记录数据，取出称量瓶，移至事先准备好的、待装样品的洁净锥形瓶或烧杯上方，打开称量瓶盖，用瓶盖轻轻敲击倾斜的称量瓶瓶口上方，使样品慢慢落入容器中，如图 1-6 所示。勿使样品洒落在容器外面，当敲出需要量的样品后，将称量瓶慢慢竖起，继续用瓶盖轻轻敲击瓶口上方，使黏在瓶口的样品回落到瓶里，盖好瓶盖，再次准确称量。两次称量之差，即为所取样品质量。

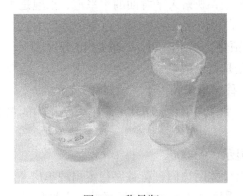

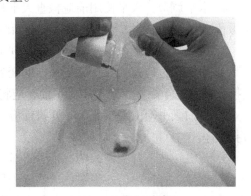

图 1-5　称量瓶　　　　　　　　　　　图 1-6　倒出样品操作

【注意事项】
（1）称量瓶的盖子是磨口配套的，不得丢失、弄乱，切勿互换。
（2）称量瓶使用前必须洗涤干净，在 150℃烘干并且冷却后方能用于称量。
（3）称量瓶不用时也应洗净，在磨口处垫一小条滤纸，以方便打开盖子。
（4）称量时要用洁净干燥结实的纸条围在称量瓶外壁进行夹取，严禁直接用手拿取称量瓶。

2. 干燥器　是保持试剂干燥的容器，由厚质玻璃制成，其上部是一个磨口的盖子，磨口上涂有一层薄而均匀的凡士林，中部有一个带孔洞的活动瓷板，瓷板下方放有变色硅胶等干燥剂，瓷板上可以放置须干燥存放的器皿或试剂。开启干燥器时，左手按住干燥器的下部，右手按住盖子上的圆顶，沿水平方向向左前方推开盖子。如图1-7A。取下盖子后，将其放在桌上安全的地方，注意要磨口向上，圆顶朝下。也可拿在手中用左手放入或取出器皿，及时盖上干燥器盖，加盖时也应握住盖子上的圆顶，沿水平方向推移盖好。搬动干燥器时，应用两手的拇指同时将盖子按住，以防盖子滑落而打碎，如图1-7B所示。

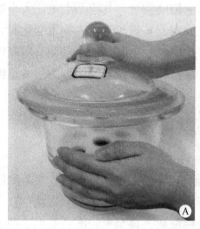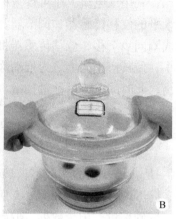

图1-7 开启及搬动干燥器

五、电子天平的使用方法

1. 水平调节 天平使用前应检查天平是否水平，观察天平背面的水平泡，水泡是否处于黑色圆圈内，若不水平，调节天平背面的水平脚，使水平泡中的气泡位于黑色中间。

2. 预热 接通电源，显示屏显示"OFF"，预热至规定时间，一般为40分钟以上。

3. 更换变色硅胶 检查天平箱内的变色硅胶是否已失效，若变为粉色则失效，应及时更换为蓝色的干燥硅胶。使用天平前，应将硅胶移至干燥器内。

4. 打扫天平箱内卫生 天平开机前应检查天平箱内卫生，用软毛刷把天平箱内的粉尘打扫干净。

5. 开机 按下开关键，约2秒后，显示屏显示"0.0000g"。

6. 称量 打开边门，将被称量物置于称盘上，关闭边门，待数字稳定出现单位"g"，即可读出被称量物的质量。注意被称量物及容器质量之和不能超过天平的最大量程。

7. 称量完毕 待称量全部结束后，按去皮键则显示"0.0000g"，按关机键，显示屏显示"OFF"，关闭电源，打扫天平箱内卫生，放回变色硅胶，关好天平箱各个门，填写仪器使用记录，套上防尘罩。

六、称量方法

1. 直接称量法 主要用于称取固体物品的质量，或一次称取一定质量的样品，被称量物的性质应稳定，在空气中不易吸湿或挥发。

（1）去皮：将称量用的容器，如称量瓶、小烧杯、称量纸等放在称盘上（称量时所用的容器必须保持洁净干燥），显示屏显示容器质量，再按去皮键，显示"0.0000g"，即去除皮重。

（2）称量药品：用药匙或其他工具将药品慢慢倾入容器中，显示数字接近需要的量时，药匙上只能取少量样品，并用指尖轻弹药匙柄，或用另一只手的中指和食指轻敲拿药匙手的虎口，使极少量的样品落下，直到显示数字与称量要求的质量一致。

（3）回称：在将药品倒出后，可回称称量用的容器，如称量纸等。

$$药品质量（m）=称量质量（m_1）-回称质量（m_2）。$$

【注意事项】 称量时若不小心过量，不能将多出的药品用药匙转移回盛放药品的容器中，否则会污染药品。

2. 减重法（递减称量法） 是利用每两次称量之差，求得一份或多份被称量物的质量。定量分析中称量多份样品或基准物质时常用该方法，本法可用来称易吸湿、易氧化、易与二氧化碳反应的样品，此类样品装在带盖的称量瓶中进行称量，既可以防止样品吸湿和氧化，又便于称量，减重法称出样品的质量需要在一定的范围内，一般要求在 $m \pm m \times 10\%$ 范围内。

（1）倒药前称量：首先称量已经装有药品的称量瓶质量 m_1，记录在表格中（表1-5）。

（2）倾出药品：将称量瓶移到用于盛放药品的洁净的容器上方，打开称量瓶盖，用瓶盖轻轻敲击倾斜的称量瓶口内缘，使药品缓慢落下容器中，勿使药品洒落在容器外面，敲出适量药品后，缓缓直立称量瓶，同时用瓶盖轻轻敲击瓶口，使黏在瓶口的药品落回到瓶内，盖好瓶盖。

（3）倒药后称量：称量倒药后称量瓶的质量 m_2，记录在表格中，注意要把瓶盖盖好再称量。

（4）计算药重：$m = m_1 - m_2$。

重复上述操作步骤（2）及步骤（3），便可称出多份药品。该方法的优点是称量时不需要调零，并且称取多份药品时可连续称量，从而缩短称量时间。

七、数 据 处 理

1. 直接称量法（表1-4）

表1-4 直接称量数据记录表

编号	1	2	3
总重量 m_1（g）			
回称量 m_2（g）			
药重 m（g）			

2. 递减称量法（表1-5）

表1-5 减重法称量、数据记录表

编号	1	2	3
倒药前 m_1（g）			
倒药后 m_2（g）			
药重 m（g）			

八、任务评价（表1-6）

表1-6　电子天平使用任务评价表

评价项目	考核技能点	分值	得分
准备工作	正确摆放天平罩、记录本、容器的位置	2	
	检查天平各部件是否完好	3	
	预热及开关天平	1	
	调节水平	2	
	清洁天平箱内部卫生	2	
称量操作	放置称量瓶的位置	5	
	使用纸带和纸片取放称量瓶	5	
	药品有无散落在容器以外	5	
	称量瓶的使用	5	
	药品的倾出与回敲操作	10	
	药品是否过量	20	
记录	记录称量数据	10	
	称量时间是否超时（平行称三份样品5分钟）	15	
结束工作	拔下电源，称量瓶复位	5	
	清洁工作	5	
	填写使用登记，罩好天平罩	5	
合计		100	

九、任务拓展

1. 电子天平的校正方法

（1）按去皮键显示"0.0000g"，在显示"0.0000g"时，按校正键，显示"CAL"。

（2）在显示"CAL"时，在称盘中央加上200g校正砝码，同时关上天平侧门，待天平内部自动校准，当显示器出现"+200.0000g"，同时蜂鸣器响一声后天平校准结束。

（3）移去校准砝码天平稳定后显示"0.0000g"。

（4）如果在按校正键后出现"CAL-E"，说明校准出错，可按去皮键，天平显示"0.0000g"，再按校正键进行校准。

2. 电子天平室的规则

（1）天平必须安放在坚固的平台上，以免震动。

（2）天平对温度的波动十分敏感，因此，室温要相对稳定，天平要避免阳光的直射。

（3）要保持天平室的洁净和干燥，天平箱内要放吸湿用的干燥剂，并定期检查与更换。

（4）天平室内不能存放或转移腐蚀性、挥发性的试剂。

（5）天平室内应保持安静，不许大声喧哗，尽量不要在天平室来回走动，进出天平室时，脚步和动作要轻，与称量无关的物品不能带入天平室。

（6）不能任意移动天平的位置，如果发现天平有不正常的情况，或在称量过程中发生故障，不可自行修理，应及时报告老师。

工作任务4　滴定液的配制与标定

一、实训目标

1. 学会用直接法和间接法配制滴定液。
2. 学会滴定的操作方法，能敏锐地观察滴定终点，掌握一滴和半滴溶液的滴加方法。
3. 能进行与溶液配制和滴定液浓度相关的计算。

二、常用仪器及基本操作

1. 容量瓶　主要用于准确地配制一定量浓度的溶液。塞与瓶应编号配套或用绳子相连接，以免出错，细长的瓶颈上刻有环状标线，当瓶内液体在指定温度下达到标线处时，其体积即为瓶上所注明的容积数，常用的容量瓶有 50ml、100ml、200ml 和 1000ml 等多种规格，分为无色、棕色两种。配制见光易氧化变质的物质溶液应选用棕色瓶。

（1）容量瓶的使用方法

1）检漏：使用前应检查瓶塞处是否漏水。在容量瓶内装入约半瓶水，塞紧瓶塞，一手用食指顶住瓶塞，其余手指拿住瓶颈标线以上部分，另一只手指尖托住瓶底边缘，将其倒立（瓶口朝下），观察容量瓶是否漏水，若瓶塞周围无水漏出，则将瓶正立并将瓶塞旋转180°后再次倒立检查是否漏水。经检查不漏水的容量瓶才能使用。

2）洗涤：检漏之后，将容量瓶洗涤干净。

3）溶液的配制及转移：先把准确称量好的固体溶质放在烧杯中，用少量溶剂溶解，然后把溶液转移到容量瓶里，为保证溶质能全部转移到容量瓶中，要用溶剂少量多次洗涤烧杯，并把洗涤溶液全部转移到容量瓶里，转移时要用玻璃棒引流，方法是将玻璃棒一端靠在容量瓶颈内壁上，注意不要让玻璃棒其他部位触及容量瓶口，防止液体流到容量瓶外壁上，如图 1-8 所示。

4）定容：向容量瓶内加入的溶液液面离标线约 1cm 时，应该用干净滴管，小心滴加，必须注意凹液面最低点要恰好与瓶颈上的标线相切，观察时眼睛位置也应与凹液面、标线在同一水平上，否则会导致测量体积不准确。若加水超过刻度线，则须重新配置。

5）摇匀：盖紧瓶盖，用倒转的方法使瓶内的液体混合均匀，上下颠倒约 20 次，静置后如果液面低于刻度线，是因为容量瓶内少量溶液留在瓶颈处所损耗，并不影响所配制溶液的浓度，故不应往内再添加溶剂，否则将使所配的溶液浓度降低，如图 1-9 所示。

（2）容量瓶使用注意事项

1）容量瓶的容积是固定的，刻度不连续，所以一种型号的容量瓶只能配制某一体积的溶液。在配制前先要弄清楚需要配制的溶液体积，再选用合适的容量瓶。

2）易溶解且不发热的物质，可直接用漏斗倒入容量瓶中溶解，但大多数物质不能直接在容量瓶里进行溶解，应在烧杯中溶解后再转移到容量瓶里。

3）用于洗涤烧杯的溶剂总量与第一次溶解溶质的溶剂的量之和，不能超过容量瓶的标线。

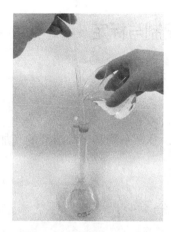
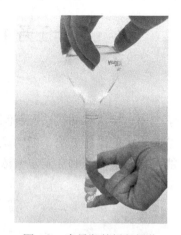

图 1-8　溶液转移至容量瓶　　　　　　　图 1-9　容量瓶的摇匀操作

4）容量瓶不能进行加热，而且如果溶质在溶解过程中放热，也要待溶液冷却后再进行转移，因为一般的容量瓶是在 20℃时标定的，若将温度较高或较低的溶液注入容量瓶，容量瓶热胀冷缩，所量体积就会不准确，导致所配制的溶液浓度不准确。

5）容量瓶只能用于配制溶液，不能储存溶液。因为溶液可能会对瓶体造成腐蚀，从而使容量瓶的精度受到影响，配制好的溶液应及时倒入试剂瓶中保存，试剂瓶应先用待装的溶液润洗 2～3 次或烘干后使用。

6）容量瓶用毕应及时清洗干净，塞上瓶塞，并在塞子与瓶口之间夹一条滤纸条，防止瓶口与瓶塞粘连。

2. 移液管　可用于精密量取一定体积的溶液。通常有两种形状，一种是"胖肚"吸管，一种是刻度吸管，如图 1-10 所示。

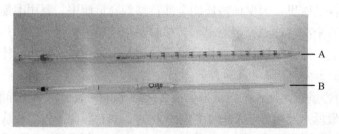

图 1-10　刻度吸管（A）和"胖肚"吸管（B）

（1）移液管的使用方法

1）洗涤：使用时应先将移液管洗净，并用待量取的溶液少许润洗 2～3 次，如图 1-11 所示。

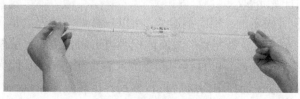

图 1-11　润洗移液管

2）移液：用拇指及中指捏住管颈标线以上的地方，将移液管插入待移取溶液液面下 1～2cm 处，然后右手拿洗耳球先将球内气体挤出，再轻轻将溶液吸上，眼睛注视正在上升的液面位置，移液管应随容器内液面下降而下降，当液面上升到刻度标线以上 1～2cm 时，迅速用食指堵住管口，取出移液管。用滤纸条擦干移液管下端外壁，将移液管移回装待移溶液的容器上方，并使之与地面垂直，稍微放松食指，使液面缓缓下降，此时视线应平视标线，直到凹液面最低点与标线相切，立即按紧食指，液体不再流出，并使移液管出口尖端接触容器外壁，去除尖端外残留溶液，如图 1-12A、图 1-12B 所示。

3）放液：将移液管移入准备接收溶液的容器中，使其出口尖端接触器壁，将容器稍倾斜，并使移液管直立，然后放松食指，使溶液顺器壁流下，待溶液流出后，一般仍将移液管尖端靠至容器内壁，等待 15 秒后移开，此时移液管尖端，仍然留有少量溶液，不可吹出；但如果移液管上标有"吹"字，则应将管内剩余的溶液用洗耳球吹出至接收容器中，如图 1-12C 所示。

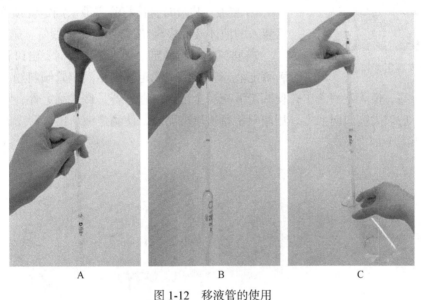

图 1-12　移液管的使用

（2）移液管使用注意事项

1）移液管必须用洗耳球吸取溶液。

2）精密量取 5ml、10ml、20ml、25ml 和 50ml 等整数体积的溶液，应选用相应大小的移液管，不能用两个或多个移液管分取相加的方法来精密量取整数体积的溶液。

3）将移液管插入待移溶液中不能太深，也不能太浅，太深会使移液管尖端触碰容器底部引起损坏，太浅往往会产生空吸。

3. 滴定管　是滴定分析中最基本的测量仪器。它是由具有准确刻度的细长玻璃管及开关组成，在滴定时用来测定自管内流出溶液的体积。滴定管按形状一般可分为两种，一种是下端带有玻璃活塞或聚四氟乙烯活塞的酸式滴定管，用于盛放酸类溶液或氧化性溶液；另一种是碱式滴定管，用来盛放碱类溶液，其下端用一段医用橡皮管，放一玻璃珠，以控制溶液的流速，橡皮管下端再连接一个尖嘴玻璃管，如图 1-13 所示。

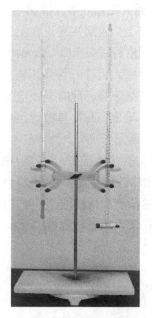

图1-13　碱式滴定管和酸式滴定管

迅速打开活塞，使滴定液流出，向上弯曲，玻璃尖嘴斜向上方，之随之溢出，如图1-14所示。

（1）滴定管的使用方法

1）检漏：将滴定管装入适量水，若是酸式滴定管，则先关闭活塞，置于滴定管架上直立2分钟，观察有无水渗出或漏下，如不漏水滴，滴定管即可使用。

2）洗涤：滴定管使用前必须洗涤干净，要求滴定管洗涤到装满水后再放出时，管的内壁全部为一层薄水膜湿润而不挂有水珠。

3）润洗：为了使装入滴定管的滴定液不被滴定管内壁的水稀释，就必须用待装滴定液润洗滴定管，加入待装滴定液5～6ml，然后用两手平端滴定管，慢慢转动，使滴定液流遍全管，打开滴定管的活塞，使滴定液从管口下端流出，如此润洗2～3次。

4）装液：装液时直接将滴定液从滴定管顶管加入，注意装入的液体液面应该超过"0"刻度线。

5）排气泡：当滴定液装入滴定管时，出口管还没有充满滴定液。若是酸式滴定管则将滴定管倾斜约30°，左手使滴定液充满全部出口管；若是碱式滴定管，则把橡皮管用两只手指挤压玻璃珠，使滴定液从出口管喷出，气泡随

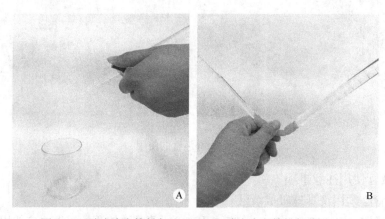

图1-14　酸式滴定管排气泡（A）和碱式滴定管排气泡（B）

6）调零：调节液面在0.00ml刻线处或在"0"刻度线以下，但接近"0"刻度线处，读取初读数，并记录数据。

7）读数：读数时要把滴定管从滴定管架上取下，用右手拇指和食指夹持在滴定管液面上方，使滴定管与地面呈垂直状态，读数时视线必须与液面保持在同一水平面上，对于无色或浅色溶液，读取溶液的凹液面最低点与刻度线相切点；对于深色溶液，如高锰酸钾等可读两侧最高点的刻度，如图1-15所示。

8）滴定操作：使用酸式滴定管时，左手握滴定管，使无名指和小指向手心弯曲，轻轻地贴着出口管部分，用其余三指控制活塞的转动，注意不要向外用力，以免推出活塞造成漏水，应使活塞稍有一点向手心的回力（图 1-16A）。用碱式滴定管时，仍以左手握滴定管，其拇指在前，食指在后，其他三指辅助夹住出口管，用拇指和食指捏住玻璃珠所在部位，向右边挤压橡皮管，使玻璃珠移至手心一侧，这样使溶液可以从玻璃珠旁边的空隙流出，注意不要用力捏玻璃珠，也不要使玻璃珠上下移动，更不要捏玻璃珠下部橡皮管，以免空气进入，形成气泡，影响读数，如图 1-16B 所示。

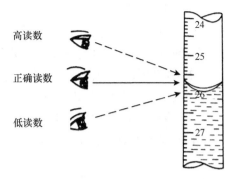

图 1-15　目光在不同位置得到的滴定管读数

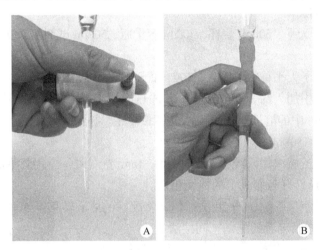

图 1-16　酸式滴定管操作（A）和碱式滴定管操作（B）

被测溶液一般转移至锥形瓶中，滴定管下端伸入瓶中 1～2cm，用上述方法操作滴定管，右手的拇指、食指和中指拿住锥形瓶颈，沿同一方向按圆周摇动，锥形瓶不要前后振动，边滴边摇，两手协同配合，开始滴定时被测溶液无明显变化，液滴流出的速度可快一些，但必须成滴不成线，滴速一般控制在 3～4 滴/秒，注意观察滴定液的滴落点，随着滴定的进行，滴落点周围出现暂时性的颜色变化，但随着锥形瓶的摇动，颜色变化很快消失。接近终点时，颜色变化消失较慢，这时应逐滴加入，加一滴后，将溶液摇匀，观察溶液变化情况，再决定是否还要加溶液，最后应控制液滴悬而不落，这时加入的是半滴溶液，用锥形瓶内壁把液滴靠下来，用洗瓶的纯化水吹洗锥形瓶内壁（水量不能太多），摇匀，如此重复操作至颜色变化且指定颜色 30 秒内不褪色，此时即为滴定终点，如图 1-17 所示。到达滴定终点后，应读取终读数，并记录数据。滴定完成后用自来水或纯化水冲洗滴定管数次，倒立夹在滴定管架上。

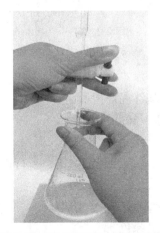

图 1-17　酸式滴定管的滴定操作

（2）滴定管使用注意事项

1）若酸式滴定管漏水，玻璃活塞应该涂上凡士林，聚四氟乙烯活塞应该调节活塞松紧，若碱式滴定管漏水，可将橡皮管中玻璃珠稍加转动，或稍微向上向下推移一下。

2）在调零时，应使液面刻度尽量靠近"0"刻度线。若做三次平行实验，在进行第二、三次滴定前，应将液体加至"0"刻度线，再进行滴定。

3）酸式滴定管长期不用时，玻璃活塞应垫上滤纸；碱式滴定管长期不用时，胶管应拔下，蘸些滑石粉保存。

三、滴定液的配制与标定练习

1. 0.05mol/L EDTA（乙二胺四乙酸二钠）滴定液的配制（直接法）

（1）试剂：EDTA。

（2）仪器：电子天平、500ml 烧杯、500ml 容量瓶、500ml 试剂瓶、玻璃棒、标签、电炉。

（3）操作步骤

1）称量：用电子天平称取 EDTA 9.50g，置于 500ml 烧杯中。

2）溶解：烧杯中加入约 300ml 纯化水，加热搅拌使之溶解，然后冷却至室温。

3）转移：将烧杯中的溶液转移至 500ml 容量瓶中，并用少量纯化水洗涤烧杯 2～3 次，并将洗涤液也转移至 500ml 容量瓶中。

4）定容：向容量瓶内加入纯化水至离标线 1cm 左右时，应用胶头滴管逐滴滴加纯化水，至凹液面最低点恰好与瓶颈上的标线相切。

5）摇匀：盖好瓶盖，倒转约 20 次摇匀，将配好的溶液转移至 500ml 试剂瓶中。

2. 0.1mol/L 盐酸滴定液的配制（间接法）

（1）试剂：浓盐酸。

（2）仪器：10ml 量筒、500ml 量杯、500ml 试剂瓶、玻璃棒、标签。

（3）操作步骤

1）量取：用 10ml 量筒量取浓盐酸 4.5ml。

2）稀释：先在 500ml 量杯中加入约 300ml 纯化水，加入 4.5ml 浓盐酸，再加纯化水至 500ml 刻度线。

3）搅拌：用玻璃棒搅拌均匀。

4）转移：把溶液转移至 500ml 试剂瓶中。

3. 0.1mol/L 盐酸滴定液的标定

（1）试剂：0.1mol/L 盐酸溶液、基准碳酸钠、溴甲酚绿-甲基红混合指示剂。

（2）仪器：电子天平、称量瓶、酸式滴定管、250ml 锥形瓶、50ml 量筒。

（3）操作步骤

1）称量：取在 270～300℃干燥至恒重的基准无水碳酸钠约 1.5g，精密称定，平行称取 3 份，分别置于 250ml 锥形瓶中。

2）溶解：向锥形瓶中分别加入 50ml 纯化水，振摇，使无水碳酸钠完全溶解。

3）加指示剂：加溴甲酚绿-甲基红混合指示剂 10 滴，溶液呈绿色。

4）标定：用待标定的 0.1mol/L 盐酸滴定液滴定至溶液由绿色变为紫红色，停止滴定，将锥形瓶放在电炉上，加热煮沸 2 分钟，溶液又从紫红色变为绿色，冷却至室温，继续用 0.1mol/L 盐酸滴定液滴定至溶液呈暗紫色，即为终点，记录消耗 0.1mol/L 盐酸滴定液的体积，平行测定 3 次。

（4）反应原理：$Na_2CO_3 + 2HCl \longrightarrow 2NaCl + CO_2\uparrow + H_2O$

（5）计算公式：$C_{HCl} = \dfrac{2m_{Na_2CO_3} \times 1000}{V_{HCl}M_{Na_2CO_3}}$

【注意事项】

（1）标定工作宜在室温（10～30℃）下进行，并在记录中注明标定时的室内温度。

（2）标定工作应由初标者、复标者，在相同条件下各做平行试验 3 份，3 份实验结果的相对平均偏差，除另有规定外，不得大于 0.1%。

（3）初标平均值和复标平均值的相对平均偏差也不得大于 0.1%。

（4）标定结果按初标、复标的平均值计算，取四位有效数字。

四、数据处理（表1-7）

表 1-7 滴定液配制与标定原始记录

温度（℃）：　　　湿度（%）：

滴定液浓度及名称						
配制依据		□《中国药典》（2015 年版）四部通则 8006 □其他：＿＿＿＿				
标定用 □基准物 □滴定液	名称		溶质	名称		
	□批号 □校正因子			批号		
	有效期			生产单位		
	提供单位			纯度级别		
滴定管	类型	□酸式滴定管		□碱式滴定管		
	编号					
干燥箱	型号		天平	型号		
	仪器编号			仪器编号		
配制方法						
计算公式						
初标记录		日期		温度（℃）		相对湿度（%）
		编号				
	取样量	□W（g）				
		□V（ml）				
	滴定液起始读数 V_a（ml）					
	终点读数 V_b（ml）					

续表

初标记录	消耗滴定液体积 V（ml）= $V_b - V_a$			
	初标浓度 C			
	校正因子			
	平均校正因子		相对平均偏差	

复标记录	日期		温度（℃）	相对湿度（%）
	编号			
	取样量	□W（g）		
		□V（ml）		
	滴定液起始读数 V_a（ml）			
	终点读数 V_b（ml）			
	消耗滴定液体积 V（ml）= $V_b - V_a$			
	复标浓度 C			
	校正因子			
	平均校正因子		相对平均偏差	

滴定液浓度 C			
滴定液校正因子（F）			
相对平均偏差		有效期	

五、任务评价（表 1-8）

表 1-8　滴定液的配制与标定任务评价表

评价项目	考核技能点	分值	得分
移液管操作	移液管的洗涤润洗	2	
	吸液前擦拭管外壁	2	
	持管规范	2	
	调整液面（调液面前先擦干外壁，调整液面后不含有气泡）	4	
	放液操作	2	
	溶液流至管尖停留 15 秒后取出	3	
	移液时间（一份样品 5 分钟）	5	
容量瓶操作	检漏、洗涤	2	
	转移、定容、摇匀	9	
	配制溶液时间（5 分钟）	4	
滴定管操作	正确选择滴定管	2	
	检漏、洗涤、润洗	3	
	装液、排气泡	2	
	读数	3	
	指示剂	3	
	滴定操作手势（左手握滴定管、右手拿锥形瓶、旋摇锥形瓶操作）	6	

续表

评价项目	考核技能点	分值	得分
滴定管操作	滴定速度	2	
	终点判断	6	
	滴定时间	5	
	清洗仪器、整理台面	3	
数据记录	数据记录	6	
	有效数字的运算规则、应用及相关计算	4	
分析结果	精密度规定范围	10	
	测定值规定范围	10	
	合计	100	

六、思　考　题

若对 0.1mol/L 盐酸滴定液标定后测得的浓度值偏低，这种结果有可能是由哪些因素引起的？

项目二 药物的鉴别

工作任务 1 苯甲酸熔点的测定

一、实 训 目 标

1. 学会药物熔点测定的操作。
2. 能依法开展药物熔点的检测。

二、质 量 标 准

《中国药典》（2015 年版）二部规定，苯甲酸质量标准如下：

苯 甲 酸

Benjiasuan

Benzoic Acid

$C_7H_6O_2$ 122.12

本品含 $C_7H_6O_2$ 不得少于 99.0%。

【性状】 本品为白色有丝光的鳞片或针状结晶或结晶性粉末；质轻；无臭或微臭；在热空气中微有挥发性；水溶液显酸性反应。

本品在乙醇、三氯甲烷或乙醚中易溶，在沸水中溶解，在水中微溶。

熔点 本品的熔点（通则 0612）为 121～124.5℃。

【鉴别】

（1）取本品约 0.2g，加 0.4%氢氧化钠溶液 15ml，振摇，滤过，滤液中加三氯化铁试液 2 滴，即生成赭色沉淀。

（2）本品的红外光吸收图谱应与对照的图谱（光谱集 233 图）一致。

【检查】

乙醇溶液的澄清度与颜色 取本品 5.0g，加乙醇溶解并稀释至 100ml，溶液应澄清无色。

卤化物和卤素 取本品 6.7g 置 100ml 量瓶中，加 1mol/L 氢氧化钠溶液 40ml 与乙醇 50ml 使溶解，用水稀释至刻度，摇匀。取上述溶液 10ml，加 2mol/L 氢氧化钠溶液 7.5ml 与镍铝合金 0.125g，置水浴上加热 10 分钟，放冷，滤过，滤液置 25ml 量瓶中，滤液用乙醇洗涤 3 次，每次 2ml，洗液并入滤液中，用水稀释至刻度，作为溶液 A。同法制备空白溶液作为溶液 B。（本实验所用的玻璃仪器使用前必须用 500g/L 的硝酸溶液浸泡过夜，用水清洗后装满水，以保证无氯元素。）

取溶液 A、溶液 B、标准氯化物溶液[精密量取 0.132%（W/V）氯化钠溶液 1ml 置 100ml 量瓶中，用水稀释至刻度，临用新制]和水各 10ml，分别置 25ml 量瓶中，各加硫酸铁铵溶液（取硫酸铁铵 30g，加硝酸 40ml，振摇，用水稀释至 100ml，滤过，即得。本液应避光保存）5ml，摇匀，滴加硝酸 2ml（边加边振摇），再加硫氰酸汞溶液（取硫氰酸汞 0.3g，加无水乙醇使溶解成 100ml，即得。本液配制后在 7 日内使用）5ml，振摇，用水稀释至刻度，在 20℃水浴中放置 15 分钟。照紫外-可见分光光度法（通则 0401），在 460nm 的波长处分别测定溶液 A（以溶液 B 为空白）和标准氯化物溶液（以水为空白）的吸光度，溶液 A 的吸光度不得大于标准氯化物溶液的吸光度（0.03%）。

易氧化物 取水 100ml，加硫酸 1.5ml，煮沸后，滴加高锰酸钾滴定液（0.02mol/L）适量，至显出的粉红色持续 30 秒钟不消失，趁热加本品 1.0g，溶解后，加高锰酸钾滴定液（0.02mol/L）0.25ml，应显粉红色，并在 15 秒内不消失。

易碳化物 取本品 0.5g，加硫酸[含 H_2SO_4 94.5%～95.5%（g/g）]5ml 振摇，放置 5 分钟，与黄色 2 号标准比色液比较，不得更深。

炽灼残渣 不得过 0.1%（通则 0841）。

重金属 取本品 1.0g，加乙醇 22ml 溶解后，加醋酸盐缓冲液（pH3.5）2ml 与水适量，使成 25ml，依法检查（通则 0821 第一法），含重金属不得过百万分之十。

【含量测定】 取本品约 0.25g，精密称定，加中性稀乙醇（对酚酞指示液显中性）25ml 溶解后，加酚酞指示液 3 滴，用氢氧化钠滴定液（0.1mol/L）滴定。每 1ml 氢氧化钠滴定液（0.1mol/L）相当于 12.21mg 的 $C_7H_6O_2$。

【类别】 消毒防腐药。

【贮藏】 密封保存。

三、测 定 原 理

熔点是指一种物质由固体熔化成液体时的温度，是物质的一个物理常数。纯的固体物质都有一定的熔点，熔点一般是指一个范围，是物质熔化时从初熔至全熔时的一段温度，也称熔距。物质的纯度越高，熔距越小。检测药物的熔点可用于药物真伪的鉴别和纯度检查。

熔点测定装置采用 b 形管，受热情况如图 2-1 所示，加热时传温液在 b 形管内产生热传递的循环，受热均匀。

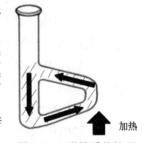

图 2-1 b 形管受热情况

四、仪器与试剂

1. 仪器、设备 毛细管、酒精灯、b 形管、铁架台、温度计（量程为 200℃）、带槽的有孔橡皮塞、表面皿、扁形称量瓶、空心玻璃管、研钵、药匙、干燥器。

2. 试剂 二甲基硅油。

五、实 施 步 骤

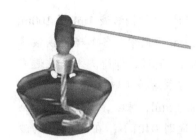

图 2-2　烧制时熔点管的位置

1. 供试品的预处理　取供试品适量，置研钵中研细，移置扁形称量瓶中，在五氧化二磷干燥器中干燥过夜。

2. 熔点管的制备　即毛细管的熔封。将毛细管略微倾斜，置于酒精灯外焰处进行烧制（图 2-2）。

制备好的熔点管要求熔封的底部要均匀、圆而薄（图 2-3D）。如不确定是否熔封，可将熔封端浸入有颜色的液体进行检验。

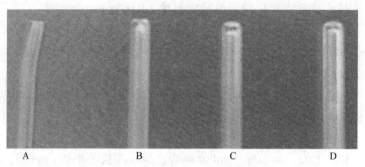

A　　　　　B　　　　　C　　　　　D

图 2-3　几种烧制后的熔点管底部特征

A. 弯；B. 尖；C. 厚；D. 均匀、圆、薄

3. 装样　取已研细的干燥供试品粉末放于表面皿中，用已熔封好的熔点管的开口端插入供试品粉末中数次，再反转毛细管，并将熔封一端轻叩桌面，使供试品落入管底，再借助长约 60cm 的洁净空心玻璃管，垂直放在表面皿或其他适宜的硬质物体上，将上述装有供试品的熔点管放入空心管上口，使其自由落下，反复数次，使得供试品粉末紧密地集中在熔点管的熔封端。供试品的装入量要求高度为 3mm，且要求粉末紧实。

4. 供试品熔点的测定

（1）搭建装置：将测定熔点的装置（b 形管）固定在铁架台上。

（2）装传温液：将传温液二甲基硅油加入测定熔点装置（b 形管）上端支口处（图 2-4）。不能加入过多，否则升温后过多的液体会溢出。

（3）加热传温液：将温度计插入二甲基硅油中，调节温度计水银球位置，使其位于 b 形管上、下端支口的中部，并不触碰 b 形管内壁。用火焰均匀给装置底部预热，预热后火焰固定在装置两侧支点处加热。

（4）观察供试品初熔、全熔现象，记录数据：待二甲基硅油温度上升至较规定的熔点低限尚低 10℃时（即 110℃），将绑好供试品的熔点管插入二甲基硅油中（图 2-5），继续加热，调节升温速率为每分钟上升 1.0～1.5℃。

观察熔点管内供试品的变化情况，供试品在毛细管内开始局部液化并出现明显液滴时的温度记为初熔温度，全部液化时的温度作为全熔温度。重复测定 3 次，取其平均值，即得。

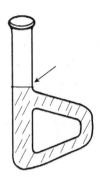

图2-4 传温液加入b形管的位置

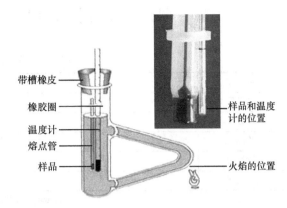

图2-5 装好供试品的熔点管用橡皮圈绑在温度计上

【注意事项】

（1）供试品应为干燥固体，即测定前需先干燥，以免影响熔点的测定。

（2）供试品装入熔点管前要研细，填装要紧实，填装量在3mm为宜。

（3）熔点管要洁净。

（4）使用的温度计需在使用前进行校正。温度计应置于b形管中间位置，不能靠管壁，温度计水银球的位置在b形管两支管的中部，所测样品位置绑在水银球的中部。

（5）熔点测定过程中"发毛""收缩""软化""出汗"等现象，不可作为初熔判断。

六、原始记录表（表2-1）

表2-1 熔点测定原始记录

温度（℃）：　　　湿度（%）：

检品名称		规格	
生产批号		生产厂家	
检品数量		取样日期	年　月　日
送检部门		检验日期	年　月　日
检验依据			
检验方法			
升温速率			
样品处理			

样品实测结果（℃）	1	2	3	平均值
标准规定				
结　论	□（均）符合规定　　　□（均）不符合规定			

检验人：　　　　　　　　复核人：

日　期：　　　　　　　　日　期：

七、填写检验报告单（表2-2）

表2-2　检验报告单

检品名称		规格			
生产批号		生产厂家			
检品数量		取样日期	年	月	日
送检部门		检验日期	年	月	日
检验目的		报告日期	年	月	日
检验依据					

检验项目及结果

项目名称	标准规定	检验结果

结论

本品按《中国药典》（2015年版）_____部进行上述项目检验，结果_____

检验人		复核人		审核人	

八、任务评价（表2-3）

表2-3　苯甲酸熔点测定任务评价

评价项目	考核技能点			分值	得分
实训准备	提前查阅资料，实训相关知识准备充分。试剂及设备选用合理，能设计实训操作流程			15	
	操作前仪器准备齐全			5	
熔点管的制备	熔点管烧制的操作			5	
	烧制好的熔点管	熔封不漏液		3	
		底部均匀、薄		3	
		底部圆		3	
装样	样品研细			2	
	装样操作正确			3	
	样品紧实			3	
	样品高3mm			3	
测定装置搭建	装置搭建稳固			5	
	测定装置	温度计的位置正确		3	
		样品与温度计的位置正确		3	
		样品与温度计绑定稳固		3	
		预热操作正确		3	
		加热位置正确		3	
		样品测定时传温液温度正确且加热速率正确		3	
		初熔的现象判断正确且读数正确		5	

续表

评价项目		考核技能点	分值	得分
测定装置搭建	测定装置	全熔的现象判断正确且读数正确	3	
		重复操作 3 次	4	
检验记录		正确、及时记录实训的数据及现象，数据处理正确	5	
清场		结束实训，按要求清洁仪器设备及实训台，摆放好所用药品	5	
检验报告		会正确进行数据处理，出具检验报告	10	
		合计	100	

九、思 考 题

1. 为什么熔点管必须洁净？
2. 为什么熔点管壁不能太厚？
3. 为什么样品粉碎要细，填装要实？
4. 为什么样品要纯净、干燥？

十、知 识 拓 展

《中国药典》（2015 年版）四部 0612 对熔点的测定，主要收载了三种方法，以下为该三法内容摘录。本书中若各品种项下未注明测定方法时，均系指第一法。

第一法 测定易粉碎的固体药品

A. 传温液加热法

取供试品适量，研成细粉，除另有规定外，应按照各药品项下干燥失重的条件进行干燥。若该药品为不检查干燥失重、熔点范围低限在 135℃以上、受热不分解的供试品，可采用 105℃干燥；熔点在 135℃以下或受热分解的供试品，可在五氧化二磷干燥器中干燥过夜或用其他适宜的干燥方法干燥，如恒温减压干燥。

分取供试品适量，置熔点测定用毛细管（简称毛细管，由中性硬质玻璃管制成，长 9cm 以上，内径 0.9～1.1mm，壁厚 0.10～0.15mm，一端熔封；当所用温度计浸入传温液在 6cm 以上时，管长应适当增加，使露出液面 3cm 以上）中，轻击管壁或借助长短适宜的洁净玻璃管，垂直放在表面皿或其他适宜的硬质物体上，将毛细管自上口放入使自由落下，反复数次，使粉末紧密集结在毛细管的熔封端。装入供试品的高度为 3mm。另将温度计（分浸型，具有 0.5℃刻度，经熔点测定用对照品校正）放入盛装传温液（熔点在 80℃以下者，用水；熔点在 80℃以上者，用硅油或液状石蜡）的容器中，使温度计汞球部的底端与容器的底部距离 2.5cm 以上（用内加热的容器，温度计汞球与加热器上表面距离 2.5cm 以上）；加入传温液以使传温液受热后的液面适在温度计的分浸线处。将传温液加热，俟温度上升至较规定的熔点低限约低 10℃时，将装有供试品的毛细管浸入传温液，贴附在温度计上（可用橡皮圈或毛细管夹固定），位置须使毛细管的内容物部分适在温度计汞球中部；继续加热，调节升温速率为每分钟上升 1.0～1.5℃，加热时须不断搅拌使传温液温度保持均匀，记录供试品在初熔至全熔时的温度，重复测定 3 次，取其平均值，即得。

"初熔"系指供试品在毛细管内开始局部液化出现明显液滴时的温度。

"全熔"系指供试品全部液化时的温度。

测定熔融同时分解的供试品时，方法如上述；但调节升温速率使每分钟上升 2.5～3.0℃；供试品开始局部液化时（或开始产生气泡时）的温度作为初熔温度；供试品固相消失全部液化时的温度作为全熔温度。遇有固相消失不明显时，应以供试品分解物开始膨胀上升时的温度作为全熔温度。某些药品无法分辨其初熔、全熔时，可以其发生突变时的温度作为熔点。

B. 电热块空气加热法

系采用自动熔点仪的熔点测定法。自动熔点仪有两种测光方式：一种是透射光方式，一种是反射光方式；某些仪器兼具两种测光方式。大部分自动熔点仪可置多根毛细管同时测定。

分取经干燥处理（同 A 法）的供试品适量，置熔点测定用毛细管（同 A 法）中；将自动熔点仪加热块加热至较规定的熔点低限约低 10℃时，将装有供试品的毛细管插入加热块中，继续加热，调节升温速率为每分钟上升 1.0～1.5℃，重复测定 3 次，取其平均值，即得。

测定熔融同时分解的供试品时，方法如上述，但调节升温速率使每分钟上升 2.5～3.0℃。

遇有色粉末、熔融同时分解、固相消失不明显且生成分解物导致体积膨胀、或含结晶水（或结晶溶剂）的供试品时，可适当调整仪器参数，提高判断熔点变化的准确性。当透射和反射测光方式受干扰明显时，可允许目视观察熔点变化；通过摄像系统记录熔化过程并进行追溯评估，必要时，测定结果的准确性需经 A 法验证。

自动熔点仪的温度示值要定期采用熔点标准品进行校正。必要时，供试品测定应随行采用标准品校正。

若对 B 法测定结果持有异议，应以 A 法测定结果为准。

第二法　测定不易粉碎的固体药品（如脂肪、脂肪酸、石蜡、羊毛脂等）

取供试品，注意用尽可能低的温度熔融后，吸入两端开口的毛细管（同第一法，但管端不熔封）中，使高达约 10mm。在 10℃或 10℃以下的冷处静置 24 小时，或置冰上放冷不少于 2 小时，凝固后用橡皮圈将毛细管紧缚在温度计（同第一法）上，使毛细管的内容物部分适在温度计汞球中部。照第一法将毛细管连同温度计浸入传温液中，供试品的上端应适在传温液液面下约 10mm 处；小心加热，俟温度上升至较规定的熔点低限尚低约 5℃时，调节升温速率使每分钟上升不超过 0.5℃，至供试品在毛细管中开始上升时，检读温度计上显示的温度，即得。

第三法　测定凡士林或其他类似物质

取供试品适量，缓缓搅拌并加热至温度达 90～92℃时，放入一平底耐热容器中，使供试品厚度达到 12mm±1mm，放冷至较规定的熔点上限高 8～10℃；取刻度为 0.2℃、水银球长 18～28mm、直径 5～6mm 的温度计（其上部预先套上软木塞，在塞子边缘开一小槽），使冷至 5℃后，擦干并小心地将温度计汞球部垂直插入上述熔融的供试品中，直至碰到容器的底部（浸没 12mm），随即取出，直立悬置，俟黏附在温度计汞球部的供试品表面浑浊，将温度计浸入以下的水中 5 分钟，取出，再将温度计插入一外径约 25mm、长 150mm

的试管中，塞紧，使温度计悬于其中，并使温度计汞球部的底端距试管底部约为 15mm；将试管浸入约 16℃的水浴中，调节试管的高度使温度计上分浸线同水面相平；加热使水浴温度以每分钟 2℃的速率升至 38℃，再以每分钟 1℃的速率升温至供试品的第一滴脱离温度计为止；检读温度计上显示的温度，即可作为供试品的近似熔点。再取供试品，照前法反复测定数次；如前后 3 次测得的熔点相差不超过 1℃，可取 3 次的平均值作为供试品的熔点；如 3 次测得的熔点相差超过 1℃时，可再测定 2 次，并取 5 次的平均值作为供试品的熔点。

工作任务 2　甘油折光率的测定

一、实 训 目 标

1. 学会使用阿贝折光仪。
2. 能依法开展药物折光率的检测。

二、质 量 标 准

《中国药典》（2015 年版）四部规定，甘油质量标准如下：

甘　油

Ganyou

Glycerol

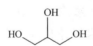

$C_3H_8O_3$　92.09

本品为 1,2,3-丙三醇。含 $C_3H_8O_3$ 不得少于 95.0%。

【性状】　本品为无色、澄清的黏稠液体；味甜；有引湿性；水溶液（1→10）显中性反应。

本品与水或乙醇能任意混溶，在丙酮中微溶，在三氯甲烷或乙醚中均不溶。

相对密度　本品的相对密度（通则 0601）在 25℃时不小于 1.257。

折光率　本品的折光率（通则 0622）应为 1.470～1.475。

【鉴别】　本品的红外光吸收图谱应与对照的图谱（光谱集 77 图）一致。

【检查】

酸碱度　取本品 25.0g，加水稀释成 50ml，混匀，加酚酞指示液 0.5ml，溶液应无色，加 0.1mol/L 氢氧化钠溶液 0.2ml，溶液应显粉红色。

颜色　取本品 50ml，置 50ml 纳氏比色管中，与对照液（取比色用重铬酸钾液 0.2ml，加水稀释至 50ml 制成）比较，不得更深。

氯化物　取本品 5.0g，依法检查（通则 0801），与标准氯化钠溶液 7.5ml 制成的对照液比较，不得更浓（0.0015%）。

硫酸盐 取本品 10g，依法检查（通则 0802），与标准硫酸钾溶液 2.0ml 制成的对照液比较，不得更浓（0.002%）。

醛与还原性物质 取本品约 1g，置 50ml 量瓶中，加水 25ml 溶解，加入新配制的 10% 盐酸甲基苯并噻唑酮腙溶液（用 0.02mol/L 的氢氧化钠溶液调节 pH 至 4.0。临用新制）2ml 静置 30 分钟，加新配制的 0.5% 三氯化铁溶液 5ml，摇匀，静置 5 分钟，加甲醇稀释至刻度，摇匀。照紫外-可见分光光度法（通则 0401），在 655nm 的波长处测定吸光度，供试品溶液的吸光度不得大于对照品溶液[每 1ml 含甲醛（CH_2O）5.0μg]2.0ml 同法处理后的吸光度。

糖 取本品 5.0g，加水 5ml，混匀，加稀硫酸 1ml，置水浴上加热 5 分钟，加不含碳酸盐的 2mol/L 氢氧化钠溶液 3ml，滴加硫酸铜试液 1ml，混匀，应为蓝色澄清溶液，继续在水浴上加热 5 分钟，溶液应仍为蓝色，无沉淀产生。

脂肪酸与脂类 取本品 40g，加新沸的冷水 40ml，再精密加氢氧化钠滴定液（0.1mol/L）10ml，摇匀后，煮沸 5 分钟，放冷，加酚酞指示液数滴，用盐酸滴定液（0.1mol/L）滴定至红色消失，并将滴定的结果用空白试验校正。消耗的氢氧化钠滴定液（0.1mol/L）不得过 4.0ml。

易炭化物 取本品 4.0g，在振摇下逐滴加入硫酸 5ml，过程中控制温度不得超过 20℃，静置 1 小时后，如显色，与同体积对照溶液（取比色用氯化钴溶液 0.2ml，比色用重铬酸钾溶液 1.6ml 与水 8.2ml 制成）比较，不得更深。

有关物质 取本品约 10g，精密称定，置 25ml 量瓶中，精密加入内标溶液（每 1ml 中含 0.5mg 正己醇的甲醇溶液）5ml，用甲醇溶解并稀释至刻度，作为供试品溶液。取二甘醇、乙二醇、1,2-丙二醇适量，精密称定，用甲醇溶解并稀释制成每 1ml 中含二甘醇、乙二醇、1,2-丙二醇各 0.5mg 的溶液，精密量取 5ml，置 25ml 量瓶中，精密加入内标溶液 5ml，用甲醇稀释至刻度，作为对照品溶液。另取二甘醇、乙二醇、1, 2-丙二醇、正己醇和甘油适量，精密称定，用甲醇溶解并稀释制成每 1ml 中含甘油 400mg，二甘醇、乙二醇、1, 2-丙二醇、正己醇各 0.1mg 的溶液，作为系统适用性溶液。照气相色谱法（通则 0521），用 6% 氰丙基苯基-94% 二甲基聚硅氧烷为固定液（或极性相近的固定液）的毛细管柱，程序升温，起始温度为 100℃，维持 4 分钟，以每分钟 50℃ 的速率升温至 120℃，维持 10 分钟，再以每分钟 50℃ 的速率升温至 220℃，维持 20 分钟；进样口温度为 200℃，检测器温度为 250℃，色谱图记录时间至少为主峰保留时间的两倍。取系统适用性试验溶液 1μl，注入气相色谱仪，记录色谱图，各组分色谱峰之间的分离度应符合要求。取对照品溶液重复进样，二甘醇和乙二醇峰面积与内标峰面积比值的相对标准偏差均不得大于 5%。精密量取供试品溶液和对照品溶液各 1μl，注入气相色谱仪，记录色谱图，按内标法以峰面积计算，供试品中含二甘醇、乙二醇均不得过 0.025%；含 1, 2-丙二醇不得过 0.1%；如有其他杂质峰，扣除内标峰按面积归一化法计算，单个未知杂质不得过 0.1%；杂质总量（包含二甘醇、乙二醇和 1, 2-丙二醇）不得过 1.0%。

水分 取本品，照水分测定法（通则 0832 第一法 1）测定，含水分不得过 2.0%。

炽灼残渣 取本品 20.0g，加热至自燃，停止加热，待燃烧完毕，放冷，依法检查（通则 0841），遗留残渣不得过 2mg。

铵盐 取本品 4.0g，加 10% 氢氧化钾溶液 5ml，混匀，在 60℃ 放置 5 分钟，不得发生氨臭。

铁盐 取本品 10.0g，依法检查（通则 0807）与标准铁溶液 2.0ml 制成的对照液比较，不得更深（0.0002%）。

重金属 取本品 5.0g，依法检查（通则 0821），含重金属不得过百万分之二。

砷盐 取本品 6.65g，加水 23ml 和盐酸 5ml 混匀，依法检查（通则 0822 第一法），应符合规定（0.000 03%）。

【含量测定】 取本品约 0.1g，精密称定，加水 45ml，混匀，精密加入 2.14%高碘酸钠溶液 25ml，摇匀，暗处放置 15 分钟后，加 50%（g/ml）乙二醇溶液 10ml，摇匀，暗处放置 20 分钟，加酚酞指示液 0.5ml，用氢氧化钠滴定液（0.1mol/L）滴定至红色，30 秒内不褪色，并将滴定的结果用空白试验校正。每 1ml 氢氧化钠滴定液(0.1mol/L)相当于 9.21mg 的 $C_3H_8O_3$。

【类别】 药用辅料，溶剂和助悬剂等。

【贮藏】 密封，在干燥处保存。

【注意】 本品可与硼酸形成复合物，过热会分解放出有毒的丙烯醛；与强氧化剂共研可能爆炸，受光照或与碱式硝酸铋、氧化剂接触会变黑。

三、测定原理及仪器构造

1. 折光率的原理 光线自一种透明介质进入另一透明介质时，由于光线在两种介质中的传播速度不同，使光线在两种介质的平滑界面上发生折射。常用的折光率系指光线在空气中进行的速度与在供试品中进行速度的比值。根据折射定律，折光率是光线入射角的正弦与折射角的正弦的比值，即 $n = \dfrac{\sin\alpha}{\sin\beta}$（$n$ 为折光率；$\sin\alpha$ 为光线的入射角的正弦；$\sin\beta$ 为光线的折射角的正弦）（图 2-6）。

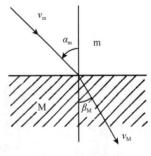

物质的折光率因温度或入射光波长的不同而改变，透光物质的温度升高，折光率变小；入射光的波长越短，折光率越大。折光率以 n_D^t 表示，D 为钠光谱的 D 线，t 为测定时的温度。测定折光率可以区别不同的油类或检查某些药品的纯杂程度，也有些文献和资料用以测定纯度和含量，但后者由于专属性不高和测定时有一定误差，一般很少使用。《中国药典》规定的折光率均为上下限值，要求测定结果在此限度内即为合格。除另有规定外，要求测定温度均为 20℃±0.5℃。

图 2-6 光的折射

当光线从光疏介质进入光密介质，它的入射角接近或等于 90°时，折射角就达到最高限度，此时的折射角称为临界角 r_c，而此时的折光率应为 $n = \dfrac{\sin\alpha}{\sin r_c} = \dfrac{\sin 90°}{\sin r_c} = \dfrac{1}{\sin r_c}$，因此，只要测定了临界角，即可计算出折光率。折光计用以测定折光率的基本原理，主要就是利用临界角来设计的。

2. 阿贝折光仪的构造及测定原理 测定折光率采用的是阿贝折光仪。阿贝折光仪主要由两个折射棱镜、色散棱镜、观测镜筒、刻度盘和仪器支架等组成（图 2-7）。仪器的两个折射棱镜中间可放入液体样品，当光线从液层以 90°射入棱镜时，则其折射角 r_c 为临界角，由于临界光线的缘故，使产生受光与不受光照射的地方，因而在观测镜筒内视野有明、暗区域，将明暗交界面恰好调至镜筒视野内的十字交叉处，此值在仪器上即显示为折光率。

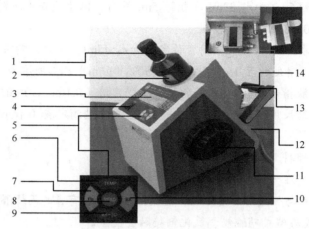

图 2-7　阿贝折光仪的构造

1. 目镜；2. 色散手轮；3. 显示窗；4. "POWER"：电源开关；5. 模式键；6. "TEMP"：读数显示键；7. "n_D"：折射率显示键；8. "READ"：读数显示键；9. "BX-TC"：经温度修正锤度显示键；10. "BX"：未经温度修正锤度显示键；11. 调节手轮；12. 电源线；13. 聚光照明部件；14. 折射棱镜

四、仪器与试剂

1. 仪器　自动阿贝折光仪（恒温水浴锅）。
2. 试剂　纯化水、酒精、胶头滴管、50ml 烧杯。

五、实施步骤

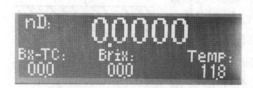

图 2-8　阿贝折光仪显示窗

1. 预热　插上电源按下"POWER"开关预热，聚光照明部件中的照明灯亮，同时显示窗显示折光率为 0.0000（图 2-8）。

2. 棱镜的清洗　打开折射棱镜部件，移去擦镜纸，检查上下棱镜表面，并用纯化水或乙醇小心清洁其表面。样品测定完毕后也要仔细清洁两块棱镜。

3. 取测定样品　将供试品用干净的滴管吸取 1～2 滴放在下棱镜表面上，然后将上下棱镜关合并拉紧扳手。

4. 对光及粗调　旋转聚光照明部件的转臂和聚光镜筒，使上面的进光棱镜的进光表面得到均匀照明。通过目镜观察视场，同时旋转调节手轮，使明暗交界线落在十字交叉线视场中。如从目镜中看到视场是暗的，可将调节手轮逆时针旋转。看到视场是明亮的，则将调节手轮顺时针旋转。明亮区域是在视场的顶部。在明亮视场情况下可旋转目镜，调节视度看清十字交叉线。

5. 消色散　旋转目镜方形缺口里的色散校正手轮，同时调节聚光镜位置，使视场中明暗两部分具有良好的反差和明暗分界线具有最小的色散。

6. 精调　旋转调节手轮，使明暗分界线恰好位于视野内十字交叉处（图 2-9）。

7. 测数据　按"TEAD"键，显示窗中 0.0000 消失，显示"–"，数秒后"–"消失，显示被测样品的折射率。（检测时，可按"TEMP"键，显示窗将显示样品温度。可在其他情况下检测样品温度，如需再测折光率可按"n_D"键。）

8. 清场　测定结束后，须小心用乙醇进行清洁。等到棱镜洁净且晾干后用擦镜纸单层夹在两棱镜之间，将进光棱镜盖在上面。关闭电源。

9. 仪器的校正　仪器要定期进行校准，或对测量数据有怀疑时，也可以对仪器进行校准。校准可选用纯化水或校正用棱镜。选用纯化水时，《中国药典》（2015 年版）通则 0622 规定：水的折光率 20℃时为 1.3330，25℃时为 1.3325，40℃时为 1.3305。如读数与纯化水或校正用棱镜规定值相符，则折光计不需校正，否则可将棱镜恰好调至纯化水或校正用棱镜规定的折光率处，再用钟表螺丝刀通过色散校正手轮中的小孔，小心旋转里面的螺钉（图 2-10），直至明暗交界处恰好移至十字交叉处即可。

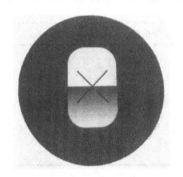 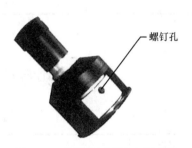

图 2-9　明暗分界线位于视野内十字交叉处　　　图 2-10　色散校正手轮中的小孔

【注意事项】

（1）本实训中所涉及的水除另有规定外，一般是指纯化水。

（2）测定标准溶液或供试液的折光率时，每份样品需要测定三次，三次读数相差不能大于 0.0002，取其平均值作为测定的折光率。

（3）因温度对折光率测定有影响，故测定时最好采用恒温水浴装置。如恒温水浴温度为 20℃，则测定时可不再测同温度水的折光率。

（4）滴加供试品时注意滴管的尖端不要触及棱镜，防止棱镜造成划痕。加入量要适中，使在棱镜上生成一均匀的薄层，检品过多，会流出棱镜外部，检品太少，会使视野模糊不清，同时勿使气泡进入样品，以免气泡影响折光率。

（5）测定结束时，必须用能溶解供试品的溶剂如水、乙醇或乙醚将上下棱镜擦拭干净，晾干。

六、原始记录表（表2-4）

表2-4 折光率测定原始记录

温度（℃）：　　湿度（%）：

检品名称		规格	
生产批号		生产厂家	
检品数量		取样日期	年　　月　　日
送检部门		检验日期	年　　月　　日
检验依据			
仪器名称及型号		仪器编号	
测定温度			
仪器校正	空白试剂		
	测定结果	（1）_____ （2）_____ （3）_____ 平均值：_____	
折光率 实测结果	实测值（1）_____ （2）_____ （3）_____ 结果平均值：_____		
	标准规定		
	结　　论	□（均）符合规定　　　□（均）不符合规定	

检验人：　　　　　　　　　复核人：
日　期：　　　　　　　　　日　期：

七、填写检验报告单（表2-5）

表2-5 检验报告单

检品名称		规格	
生产批号		生产厂家	
检品数量		取样日期	年　　月　　日
送检部门		检验日期	年　　月　　日
检验目的		报告日期	年　　月　　日
检验依据			

检验项目及结果

项目名称　　　　　　　　　　标准规定　　　　　　　　　　检验结果

结论
本品按《中国药典》（2015年版）_____部进行上述项目检验，结果_____

检验人		复核人		审核人	

八、任务评价（表2-6）

表 2-6 甘油折光率测定任务评价

评价项目	考核技能点	分值	得分
实训准备	提前查阅资料，对实训相关知识进行充分的准备。试剂及设备选用合理，能设计实训操作流程	10	
折光仪的使用	通电预热	5	
	棱镜的清洗	5	
	取测定样品	5	
	对光	10	
	粗调	10	
	消色散	10	
	精调	10	
检验记录	正确、及时记录实训的数据及现象	15	
清场	结束实训，按要求清洁仪器设备及实训台，摆放好所用药品	10	
检验报告	会正确进行数据处理，出具检验报告	10	
	合计	100	

九、思 考 题

折光率的测定为什么要读三次数，取平均值计算呢？

十、知 识 拓 展

1. 甘油的背景知识　甘油的医药学用途。

（1）用以制取各种制剂、溶剂、吸湿剂、防冻剂和甜味剂，配剂外用软膏或栓剂等。

（2）稳定血糖和胰岛素：《欧洲应用生理学》杂志登载过一项研究。研究者们将 6 名身体健康的年轻男性分为三组，分别给予葡萄糖、甘油和安慰剂，然后让他们在健身器上做同样的运动。在运动前 45 分钟服用葡萄糖的人（每磅体重 0.5g 葡萄糖），在开始运动时其体内的血糖水平上升了 50%，血液中胰岛素水平上升了 3 倍。在运动前 45 分钟服用甘油的人（每磅体重 0.5g 甘油），在开始运动时血液中甘油水平增加了 340 倍，但血糖和胰岛素水平没有任何变化。

因此，如果用甘油代替高热量的碳水化合物，就可以避免因进食大量的饼干或蛋糕所带来的不良后果了。可以说，大剂量地服用甘油几乎不会对血糖及胰岛素水平有影响。大量的证据提示，如果你的目标是减少碳水化合物的摄入量，甘油可能是一种理想的糖原。

（3）能量酸：有些科学家还强调指出，如果你想在运动场上有更佳的表现，甘油也是一种不错的补剂。原因在于，当你身体中水分充足时，体能会更强大而且持久。特别是在高温环境中，甘油强大的保水性恰恰有助于身体储存更多的水分。

发表在《国际运动医学》杂志的一项研究显示，甘油可能含有一种产生能量的酸性物质。研究者将甘油和一种名为阿斯帕坦的营养性甜味剂作比较，方法是让被试者分别服用甘油和阿斯帕坦，剂量为每千克体重 1.2g 甘油（20%水溶液形式）或 26ml 阿斯帕坦。结果表明，在亚极限运动负荷下，甘油不但可以降低运动者的心率，还可以将运动时间延长20%。

对于进行高强度体能训练的人，甘油可能给他们带来更出色的表现。对于健美运动员来说，甘油可能帮助他们把体表及皮下的水分转移到血液和肌肉中。

2. 折光率的测定方法　见《中国药典》（2015 年版）四部通则，具体内容如下。

0622 折光率测定法

光线自一种透明介质进入另一种透明介质时，由于光线在两种介质中的传播速度不同，使光线在两种介质的平滑界面上发生折射。常用的折光率系指光线在空气中进行的速度与在供试品中进行速度的比值。根据折射定律，折光率是光线入射角的正弦与折射角的正弦的比值，即：

$$n = \frac{\sin i}{\sin r}$$

式中，n 为折光率；$\sin i$ 为光线的入射角的正弦；$\sin r$ 为光线的折射角的正弦。

物质的折光率因温度或入射光波长的不同而改变，透光物质的温度升高，折光率变小；入射光的波长越短，折光率越大。折光率以 n_D^t 表示，D 为钠光谱的 D 线，t 为测定时的温度。测定折光率可以区别不同的油类或检查某些药品的纯杂程度。

本法系采用钠光谱的 D 线（589.3nm）测定供试品相对于空气的折光率（如用阿培折光计，可用白光光源），除另有规定外，供试品温度为 20℃。

测定用的折光计须能读数至 0.0001，测量范围 1.3～1.7，如用阿培折光计或与其相当的仪器，测定时应调节温度至 20℃±0.5℃（或各品种项下规定的温度），测量后再重复读数 2 次，3 次读数的平均值即为供试品的折光率。

测定前，折光计读数应使用校正用棱镜或水进行校正，水的折光率20℃时为 1.3330，25℃时为 1.3325，40℃时为 1.3305。

工作任务 3　无水葡萄糖比旋度的测定

一、实训目标

1. 学会自动旋光仪、圆盘旋光仪的规范使用。
2. 学会比旋度的计算。

二、质量标准

《中国药典》（2015 年版）二部，无水葡萄糖的质量标准如下：

无水葡萄糖
Wushui Putaotang
Anhydrous Glucose

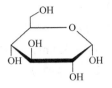

$C_6H_{12}O_6$　　180.16

本品为 D-（＋）-吡喃葡萄糖。

【性状】　本品为无色结晶或白色结晶性或颗粒性粉末，无臭，味甜。

本品在水中易溶，在乙醇中微溶。

比旋度　取本品约 10g，精密称定，置 50ml 量瓶中，加水适量与氨试液 2.0ml 溶解后，用水稀释至刻度，摇匀放置 60 分钟，在 25℃时依法测定（通则 0621），比旋度为+52.6°至+53.2°。

【鉴别】　（1）取本品约 0.1g，加水 5ml 溶解后，缓缓滴入微温的碱性酒石酸铜试液中，即生成氧化亚铜的红色沉淀。

（2）本品的红外光吸收图谱应与对照的图谱（光谱集 702 图）一致。

【检查】

酸度　取本品 2.0g，加水 20ml 溶解后，加酚酞指示液 3 滴与氢氧化钠滴定液（0.02mol/L）0.20ml，应显粉红色。

溶液的澄清度与颜色　取本品 5.0g，加热水溶解后，放冷，用水稀释至 10ml，溶液应澄清无色；如显浑浊，与 1 号浊度标准液（通则 0902 第一法）比较不得更浓；如显色，与对照液（取比色用氯化钴液 3.0ml、比色用重铬酸钾液 3.0ml 与比色用硫酸铜液 6.0ml，用水稀释成 50ml）1.0ml，用水稀释至 10ml 比较，不得更深。

乙醇溶液的澄清度　取本品 1.0g，加乙醇 20ml，置水浴上加热回流约 40 分钟，溶液应澄清。

氯化物　取本品 0.60g，依法检查（通则 0801），与标准氯化钠溶液 6.0ml 制成的对照液比较，不得更浓（0.01%）。

硫酸盐　取本品 2.0g，依法检查通则 0802，与标准硫酸钾溶液 2.0ml 制成的对照液比较，不得更浓（0.01%）。

亚硫酸盐与可溶性淀粉　取本品 1.0g，加水 10ml 溶解后，加碘试液 1 滴，应即显黄色。

干燥失重　取本品在 105℃干燥至恒重，减失重量不得过 1.0%（通则 0831）。

炽灼残渣　不得过 0.1%（通则 0841）。

蛋白质　取本品 1.0g，加水 10ml 溶解后，加磺基水杨酸溶液（1→5）3ml，不得发生浑浊或沉淀。

钡盐　取本品 2.0g，加水 20ml 溶解后，溶液分成两等份，一份中加稀硫酸 1ml，另一份中加水 1ml，摇匀放置 15 分钟，两液均应澄清。

钙盐　取本品 1.0g，加水 10ml，溶解后加氨试液 1ml 与草酸铵试液 5ml，摇匀，放置 1 小时，如发生浑浊与标准钙溶液[精密称取碳酸钙 0.1250g，置 500ml 量瓶中。加水 5ml 与盐酸 0.5ml 使溶解，用水稀释至刻度，摇匀，每 1ml 相当于 0.1mg 的钙（Ca）]1.0ml 制成的对照液比较，不得更浓（0.01%）。

铁盐　取本品 2.0g，加水 20ml 溶解后，加硝酸滴，缓慢煮沸 5 分钟，放冷，用水稀释制成 45ml，加硫氰酸铵溶液（30→100）3.0ml，摇匀，如显色，与标准铁溶液 2.0ml 用同一方法制成的对照液比较，不得更深（0.001%）。

重金属　取本品 5.0g，加水 23ml 溶解后，用醋酸盐缓冲溶液（pH 3.5）2ml，依法检查（通则 0821 第一法），含重金属不得过百万分之四。

砷盐　取本品 2.0g，加水 5ml 溶解后，加稀硫酸 5ml 与溴化钾溴试液 0.5ml，置水浴上加热约 20 分钟时，保持稍过量的溴存在，必要时，再补加溴化钾试液适量，应随时补充蒸散的水分，放冷，加盐酸 5ml 与水适量使成 28ml，依法检查（通则 0822 第一法），应符合规定（0.0001%）。

微生物限度　取本品 10g，用 pH 7.0 无菌氯化钠-蛋白胨缓冲液制成 1∶10 的供试液。

需氧菌总数、霉菌和酵母菌总数　取供试液 1ml，依法检查（通则 1105 平皿法），1g 供试品中需氧菌总数不得过 1000cfu，霉菌和酵母菌总数不得过 100cfu。

大肠埃希菌　取 1∶10 的供试液 10ml，依法检查（通则 1106）1g 供试品中不得检出。

【类别】　营养药。

【贮藏】　密封保存。

【制剂】　（1）葡萄糖注射液　（2）葡萄糖粉剂　（3）葡萄糖氯化钠注射液　（4）复方乳酸钠葡萄糖注射液

由质量标准可知：本品（$C_6H_{12}O_6$）在 25℃时，比旋度为+52.6°至+53.2°。

三、测 定 原 理

某些光学活性的化合物具有旋光性，当平面偏振光通过其溶液时，会使偏振光的平面向左或向右旋转，旋转的角度称为旋光度，用 α 表示，"+"表示右旋，"–"表示左旋。

在一定波长与温度下，偏振光透过每 1ml 含有 1g 旋光性物质的溶液，且光路长为 1dm 时测得的旋光度称为比旋度，用 $[\alpha]_\lambda^t$ 表示。t 为测定时的温度，λ 为测定波长。通常测定温度为 20℃，使用钠光谱的 D 线（589.3nm），表示为 $[\alpha]_D^{20}$。比旋度是物质的物理常数，可用以区别或检查某些物质的光学活性和纯杂程度。旋光度在一定条件下与浓度呈线性关系，故还可以用来测定含量。

本工作任务中的供试品葡萄糖化学结构中含有多个不对称的手性碳原子，具有旋光性，药用为右旋体。

四、仪器方法背景知识

除另有规定外，本法系采用钠光谱的 D 线（589.3nm）测定旋光度，旋光管（也称测定管）长度为 1dm（如使用其他管长，应进行换算），测定温度为 20℃。用读数至 0.01°并经过检定的旋光仪。

本任务使用的仪器为自动旋光仪或圆盘旋光仪。

五、自动旋光仪的操作规程

仪器型号：WZZ-2B 自动旋光仪（图 2-11）。

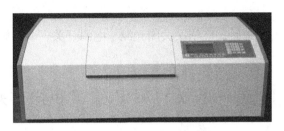

图 2-11 WZZ-2B 自动旋光仪

1. 操作前的准备

（1）测定条件除另有规定外，测定温度为 20℃。对测定温度有严格要求的供试品，在测定前将仪器及供试品置规定环境温度的恒温室内至少 2 小时。

（2）接通电源前检查样品室内应无异物，确定钠光灯开关置于交流档，电源开关应放在关的位置，钠光灯启辉后，不得再搬动仪器，以免损坏钠光灯。

2. 接通电源 将仪器电源插头插入 220V 交流电源插座上，开启电源开关光源，此时钠光灯启辉，等待 5 分钟，待钠光灯呈现稳定的橙黄色后，将光源开关上扳到直流挡（如钠光灯熄灭，可将光源开关上下重复扳动）。

3. 测定操作

（1）光源打开后，自动跳到设置页面，如果显示模式不需要改变，则直接按◢键进入测量界面。

（2）清零：将旋光管一端螺帽放上垫片和盖玻片（盖玻片应紧靠试样管）拧紧（图 2-12）。从另一端注入水或供试品的空白溶液，先洗涤旋光管后注满，将另一盖玻片盖上，放上垫片，拧紧螺帽，将两端通光面盖玻片用擦镜纸擦净，如有气泡可摇动旋光管，使气泡浮于凸颈内，放入仪器试样室的试样槽中，盖好箱盖，按下"清零"键，使显示为零（旋光管安放时应注意标记的位置和方向）。

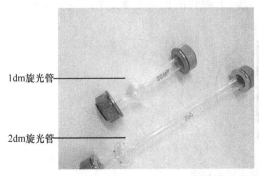

1dm旋光管

2dm旋光管

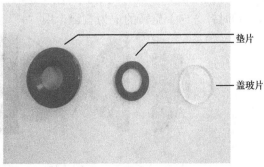

垫片

盖玻片

图 2-12 旋光管（长度 1dm、2dm）、垫片、盖玻片

（3）取出旋光管，将待测样品倒入旋光管测定，方法同上。按下"自测"键，仪器将显示出该样品的旋光度。仪器可自动重复 n 次测定，显示的旋光度为 n 组数据的平均值（仪器默认 n 为 6）。

（4）如果样品超出测量范围，仪器会在 $\pm 45°$ 处来回振荡，此时应取出旋光管，将样品稀释后重新测定。

（5）在测定过程中，如果出现黑屏、乱屏或者测量结束后想返回测量原始界面，请按"清屏"键。

4. 关机　仪器使用完毕后，应依次关闭光源、电源开关，取出旋光管，洗净晾干，并及时登记使用情况。

六、圆盘旋光仪的测定原理和操作规程

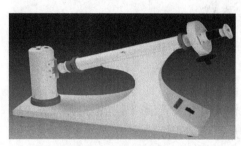

图 2-13　圆盘旋光仪

1. 圆盘旋光仪的测定原理　旋光仪主要由两个 Nicol 棱镜（起偏棱镜和检偏棱镜）、一个盛液管（旋光管）和一个检偏镜（带刻度盘）组装而成，图 2-13 为圆盘旋光仪。

若盛液管（旋光管）中为旋光性物质，当偏振光透过该物质时会使偏振光向左或右旋转一定的角度，如要使旋转一定的角度的偏振光能透过检偏镜光栅，则必须将检偏镜旋转一定的角度，目镜处视野才明亮。向左（逆时针方向）或向右（顺时针方向）旋转的角度可以从旋光仪刻度盘上读出，即为该物质的旋光度（图 2-14）。

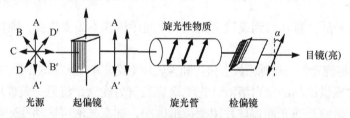

光源　　起偏镜　　　　旋光管　　检偏镜

图 2-14　圆盘旋光仪测定原理示意图

转动手轮，调整检偏镜，同时观察目镜，调节视场成明暗相等的均一视场（图 2-15），即"三分视野消失"时的视场。向左（逆时针方向）旋转的记为左旋，用"–"表示；向右（顺时针方向）旋转的记为右旋，用"+"表示。

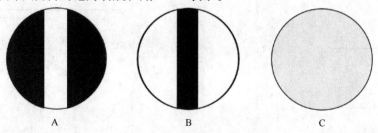

A　　　　　　　　　B　　　　　　　　　C

图 2-15　三分视场变化示意图

A. 中间明亮，两旁较暗；B. 中间较暗，两旁较明亮；C. 明暗相等的均一视场

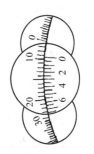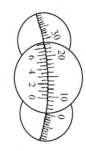

圆盘旋光仪的刻度盘分两个半圆，即刻度盘（大盘）和游标盘（小盘）。刻度盘（大盘）每小格读数为 1°，游标盘（小盘）每小格读数为 0.05°。读数时，先读游标盘（小盘）的 0 落在刻度盘（大盘）上的位置（整数值），再用游标尺的刻度盘画线重合的方法，读出游标盘（小盘）上的数值（可读出两位小数）。图 2-16 旋光度记为 9.30°。

图 2-16　刻度盘示意图

2. 圆盘旋光仪的操作规程

（1）开机预热：接通电源，开机预热约 20 分钟，至钠光灯呈现稳定的橙黄色。

（2）洗涤旋光管。

（3）空白试剂校正零点

1）将空白试剂倒入旋光管中，如有气泡可摇动旋光管，使气泡浮于凸颈内，放入旋光仪样品槽中。

2）旋转手轮，调整检偏镜刻度盘，使视场中三分视场的明暗程度一致，读取刻度盘上所示的刻度值，记为零点（零点偏差值）。

（4）供试品溶液旋光度的测定：取出旋光管，将供试品溶液倒入旋光管测定，按上述方法测其旋光度值。

（5）空白试剂再次校正零点：倒出供试品溶液，取出空白试剂再次校正零点，以确定在测定时零点有无变动；如第 2 次校正时发现旋光度差值超过 ±0.01° 时表明零点有变动，则应重新测定旋光度。

（6）平行测定：按上述方法平行测定 3 次，取平均值，即为供试品溶液旋光度。

（7）关机：仪器使用完毕后，应依次关闭光源、电源开关，取出旋光管，洗净晾干，并及时登记使用情况。

七、仪器与试剂

1. 仪器、设备　自动旋光仪（或圆盘旋光仪）、旋光管（1dm）、电子天平、容量瓶（50ml）、胶头滴管、玻璃棒、擦镜纸。

2. 试剂　纯化水、氨试液。

八、实 施 步 骤

1. 供试品溶液的配制　取本品约 10g，精密称定，置 50ml 量瓶中，加水适量与氨试液 2.0ml，溶解后用水稀释至刻度，摇匀，放置 60 分钟，即得供试品溶液。

2. 选择 1dm 长度的旋光管，洗涤干净后备用。

3. 按自动旋光仪（或圆盘旋光仪）操作规程进行操作。

4. 结束实训，清场。

【注意事项】

（1）物质的旋光度与测定光源、测定波长、溶剂、浓度和温度等因素有关。因此，表示物质的旋光度时应注明测定条件。

（2）除另有规定外，供试液的测定温度应为20℃±0.5℃。本工作任务按照无水葡萄糖【性状】项下规定，测定的温度为25℃。

（3）纯液体样品测定时以干燥的空白测定管校正仪器零点，溶液样品则用空白溶剂校正仪器零点。测定后，再校正1次，以确定在测定时零点有无变动；如第2次校正时发现旋光度差值超过±0.01°时表明零点有变动，则应重新测定旋光度。

（4）供试液与空白溶剂用同一测定管，每次测定应保持测定管方向、位置不变。

（5）测定应使用规定的溶剂，使主药溶解完全。如辅料致使供试液不澄清，应滤清后再用；加入旋光管时，应先用供试液冲洗数次；如有气泡，应使其浮于旋光管凸颈处。

（6）旋紧旋光管两端螺帽时，不应用力过大，以免产生应力，造成误差。

（7）旋光管不可置干燥箱中加热干燥，因为玻璃管与两端的金属螺帽的线膨胀系数不同，加热易造成损坏，用后可晾干或用乙醇等有机溶剂处理后晾干。使用酸碱溶剂或有机溶剂后，必须立刻洗涤晾干，以免造成金属腐蚀或使螺帽内的橡胶垫圈老化、变黏。仪器不用时，样品室内可放置硅胶以保持干燥。

九、数 据 处 理

对固体供试品比旋度的计算公式：$[\alpha]_D^t = \dfrac{100\alpha}{lc}$

式中，$[\alpha]_D^t$为比旋度，α为旋光度，l为旋光管的长度（单位是dm），c为溶液的浓度（单位是g/100ml）。

> **知识链接**
>
> 液体供试品比旋度的计算公式：$[\alpha]_D^t = \dfrac{\alpha}{ld}$（$d$为液体的相对密度）。

根据计算结果，出具检验报告，判断实训药品是否符合《中国药典》（2015年版）二部规定。

十、原始记录表（表2-7）

表2-7　比旋度测定原始记录

温度（℃）：　　　湿度（%）：

检品名称		规格			
生产批号		生产厂家			
检品数量		取样日期	年	月	日
送检部门		检验日期	年	月	日
检验依据					
仪器名称及型号		仪器编号			
温度					

续表

仪器校正	空白试剂	
	测定结果	（1）_____ （2）_____ （3）_____ 平均值：
旋光度实测结果		实测值　　　　　　　　　　校正后值 （1） （2） （3） 校正后平均值：
数据处理		计算公式： 计算过程：
标准规定		
结　　论		□（均）符合规定　　　　　□（均）不符合规定

检验人：　　　　　　　　　　　　　　复核人：

日　期：　　　　　　　　　　　　　　日　期：

十一、填写检验报告单（表2-8）

表2-8　检验报告单

检品名称		规格	
生产批号		生产厂家	
检品数量		取样日期	年　月　日
送检部门		检验日期	年　月　日
检验目的		报告日期	年　月　日
检验依据			

检验项目及结果

项目名称	标准规定	检验结果

结论

本品按《中国药典》（2015年版）_____部进行上述项目检验，结果_____

检验人		复核人		审核人	

十二、任务评价（表2-9）

表2-9　无水葡萄糖比旋度测定任务评价

评价项目	考核技能点	分值	得分
实训准备	提前查阅资料，实训相关知识准备充分。试剂及设备选用合理，能设计实训操作流程	5	
供试品溶液的配制	会计算供试品的取样量，会正确使用电子天平、容量瓶	5	
自动旋光仪的操作	会正确使用旋光管	5	
	会进行仪器的开机、参数设定	5	
	会选择正确的空白试剂进行调零	5	
	旋光管在旋光仪的放置位置和方向	5	
圆盘旋光仪	会正确使用旋光管	5	
	会选择正确的空白试剂进行调零	5	
	旋光管在旋光仪的放置位置和方向	5	
	会正确找到明暗相等的均一视场	10	
	会正确读出旋光度	10	
关机	会正确进行仪器的关机，填写仪器使用记录	5	
检验记录及数据处理	正确、及时记录实训的数据及现象，会正确计算比旋度	15	
清场	结束实训，按要求清洁仪器设备及实训台，摆放好所用药品	5	
检验报告	会正确进行数据处理，出具检验报告	10	
合计		100	

十三、任务拓展

测定光学活性药物的比旋度，还可以用于进行含量测定。例如，《中国药典》（2015年版）二部，葡萄糖注射液（规格100ml：10g）含量测定质量标准为：

精密量取本品适量（约相当于葡萄糖10g），置100ml量瓶中，加氨试液0.2ml（10%或10%以下规格的本品可直接取样测定），用水稀释至刻度，摇匀，静置10分钟，在25℃时，依法测定旋光度，与2.0852相乘，即得供试量中含有$C_6H_{12}O_6 \cdot H_2O$的重量（g）。

药典规定，本品含葡萄糖应为标示量的95.0%～105.0%。

请思考：2.0852是怎样计算得到的？

（提示：无水葡萄糖比旋度为+52.75°）

注意：测定含量时，取2份供试品测定读数结果其极差应在0.02°以内，否则应重做。

工作任务4　双黄连口服液相对密度测定

一、实训目标

1. 能进行比重瓶法测定药物相对密度的规范操作。

2. 会根据实训结果进行相对密度的计算。

二、质量标准

《中国药典》（2015年版）一部，双黄连口服液质量标准如下：

双黄连口服液
Shuanghuanglian Koufuye

【处方】　金银花375g　　黄芩375g　　连翘750g

【制法】　以上三味，黄芩加水煎煮三次，第一次2小时，第二、三次各1小时，合并煎液，滤过，滤液浓缩并在80℃时加入2mol/L盐酸溶液适量调节pH至1.0～2.0，保温1小时，静置12小时，滤过，沉淀加6～8倍量水，用40%氢氧化钠溶液调节pH至7.0，再加等量乙醇，搅拌使溶解，滤过，滤液用2mol/L盐酸溶液调节pH至2.0，60℃保温30分钟，静置12小时，滤过，沉淀用乙醇洗至pH为7.0，回收乙醇备用；金银花、连翘加水温浸30分钟后，煎煮二次，每次1.5小时，合并煎液，滤过，滤液浓缩至相对密度为1.20～1.25（70～80℃）的清膏，冷至40℃时缓缓加入乙醇，使含醇量达75%，充分搅拌，静置12小时，滤取上清液，残渣加75%乙醇适量，搅匀，静置12小时，滤过，合并乙醇液，回收乙醇至无醇味，加入上述黄芩提取物，并加水适量，以40%氢氧化钠溶液调节pH至7.0，搅匀，冷藏（4～8℃）72小时，滤过，滤液加入蔗糖300g，搅拌使溶解，或再加入香精适量，调节pH至7.0，加水制成1000ml〔规格（1）、规格（2）〕或500ml〔规格（3）〕，搅匀静置12小时，滤过，灌装，灭菌，即得。

【性状】　本品为棕红色的澄清液体；味甜、微苦〔规格（1）、规格（2）〕；或为深棕色的澄清液体；味苦、微甜〔规格（3）〕。

【鉴别】　（1）取本品1ml，加75%乙醇5ml，摇匀，作为供试品溶液。另取黄芩苷对照品、绿原酸对照品，分别加75%乙醇制成每1ml含0.1mg的溶液，作为对照品溶液。照薄层色谱法（通则0502）试验，吸取上述三种溶液各1～2μl，分别点于同一聚酰胺薄膜上，以醋酸为展开剂，展开，取出，晾干，置紫外光灯（365nm）下检视。供试品色谱中，在与黄芩苷对照品色谱相应的位置上，显相同颜色的斑点；在与绿原酸对照品色谱相应的位置上，显相同颜色的荧光斑点。

（2）取本品1ml〔规格（1）、规格（2）〕或0.5ml〔规格（3）〕，加甲醇5ml，振摇使溶解，静置，取上清液，作为供试品溶液。另取连翘对照药材0.5g，加甲醇10ml，加热回流20分钟，滤过，滤液作为对照药材溶液。照薄层色谱法（通则0502）试验，吸取上述两种溶液各5μl，分别点于同一硅胶G薄层板上，以三氯甲烷-甲醇（5：1）为展开剂，展开，取出，晾干，喷以10%硫酸乙醇溶液，在105℃加热至斑点显色清晰。供试品色谱中，在与对照药材色谱相应的位置上，显相同颜色的斑点。

【检查】

相对密度　应不低于1.12（通则0601）〔规格（1）、规格（2）〕或不低于1.15〔规格（3）〕。

pH　应为5.0～7.0（通则0631）。

其他　应符合合剂项下有关的各项规定（通则0181）。

【含量测定】

黄芩　照高效液相色谱法（通则0512）测定。

色谱条件与系统适用性试验　以十八烷基硅烷键合硅胶为填充剂；以甲醇-水-冰醋酸（50∶50∶1）为流动相；检测波长为274nm。理论板数按黄芩苷峰计算应不低于1500。

对照品溶液的制备　取黄芩苷对照品适量，精密称定，加50%甲醇制成每1ml含0.1mg的溶液，即得。

供试品溶液的制备　精密量取本品1ml，置50ml量瓶中，加50%甲醇适量，超声处理20分钟，放置至室温，加50%甲醇稀释至刻度，摇匀，即得。

测定法　分别精密吸取对照品溶液与供试品溶液各5μl注入液相色谱仪，测定，即得。

本品每1ml含黄芩以黄芩苷（$C_{21}H_{18}O_{11}$）计，不得少于10.0mg〔规格（1）、规格（2）〕或20.0mg〔规格（3）〕。

金银花　照高效液相色谱法（通则0512）测定。

色谱条件与系统适用性试验　以十八烷基硅烷键合硅胶为填充剂；以甲醇-水-冰醋酸（20∶80∶1）为流动相；检测波长为324nm。理论板数按绿原酸峰计算应不低于6000。

对照品溶液的制备　取绿原酸对照品适量，精密称定，置棕色量瓶中，加水制成每1ml含40μg的溶液，即得。

供试品溶液的制备　精密量取本品2ml，置50ml棕色量瓶中，加水稀释至刻度，摇匀，即得。

测定法　分别精密吸取对照品溶液10μl与供试品溶液10～20μl，注入液相色谱仪，测定，即得。

本品每1ml含金银花以绿原酸（$C_{16}H_{18}O_9$）计，不得少于0.60mg〔规格（1）、规格（2）〕或1.20mg〔规格（3）〕。

连翘　照高效液相色谱法（通则0512）测定。

色谱条件与系统适用性试验　以十八烷基硅烷键合硅胶为填充剂；以乙腈-水（25∶75）为流动相；检测波长为278nm。理论板数按连翘苷峰计算应不低于6000。

对照品溶液的制备　取连翘苷对照品适量，精密称定，加50%甲醇制成每1ml含60μg的溶液，即得。

供试品溶液的制备　精密量取本品1ml，加在中性氧化铝柱（100～120目，6g，内径为1cm）上，用70%乙醇40ml洗脱，收集洗脱液，浓缩至干，残渣加50%甲醇适量，温热使溶解，转移至5ml量瓶中，并稀释至刻度，摇匀，即得。

测定法　分别精密吸取对照品溶液与供试品溶液各10μl，注入液相色谱仪，测定，即得。

本品每1ml含连翘以连翘苷（$C_{27}H_{34}O_{11}$）计，不得少于0.30mg〔规格（1）、规格（2）〕或0.60mg〔规格（3）〕。

【功能与主治】　疏风解表，清热解毒。用于外感风热所致的感冒，症见发热、咳嗽、咽痛。

【用法与用量】　口服。一次20ml〔规格（1）、规格（2）〕或10ml〔规格（3）〕，一日3次；小儿酌减或遵医嘱。

【规格】 每支装（1）10ml（每1ml相当于饮片1.5g）

（2）20ml（每1ml相当于饮片1.5g）

（3）10ml（每1ml相当于饮片3.0g）

【贮藏】 密封，避光，置阴凉处。

三、基本原理

相对密度系指在相同的温度和压力条件下，待测物质的密度与水的密度之比。除另有规定外，温度均为20℃，纯物质的相对密度在特定的条件下为不变的常数。

相对密度的测定只限于液体药物。因组成一定的药品有一定的相对密度，当其组分或纯度变更，相对密度也随之改变；因此，通过测定相对密度，可以鉴别或检查药品的纯杂程度。

四、仪器与试剂

1. 仪器、设备 比重瓶（图2-17A）、电子天平（万分之一）（图2-17B）、恒温水浴锅（图2-17C）、木制试管夹、温度计（量程为100℃）、滤纸、培养皿。

2. 试剂 新沸过的冷水。

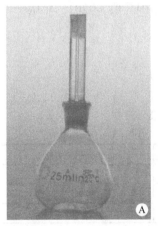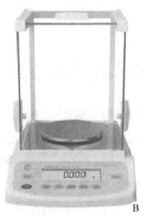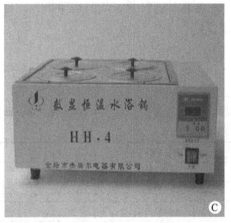

图2-17 比重瓶（A）、电子天平（B）、恒温水浴锅（C）

五、实施步骤

1. 比重瓶重量的称定 取洁净、干燥并精密称定重量的比重瓶（精确至毫克数），记录数据。

2. 供试品重量的测定 将上述比重瓶装满供试品，插入中心有毛细孔的瓶塞，用滤纸将塞孔溢出的液体擦干，置20℃恒温水浴中若干分钟，随时用滤纸吸干溢出毛细孔的液体，直至液体不再外溢，迅即将比重瓶自水浴中取出，再用滤纸将比重瓶的外面擦净，精密称定，记录数据。

3. 水重量的测定 将比重瓶中的供试品倾去，洗净比重瓶，装满新沸过的冷水，再照上法测同一温度时水的重量，记录数据。

【注意事项】

（1）用比重瓶测定时的环境（指比重瓶和天平的放置环境）温度应略低于20℃或各品种项下规定的温度。

（2）比重瓶必须洁净，操作顺序为先称量空比重瓶，再装供试品称重，最后装水称重。装过供试品的比重瓶必须洗干净后，再依法测定水重。

（3）供试品和水装瓶时，应小心、缓慢沿瓶壁倒入比重瓶内，避免产生气泡，若供试品为黏稠性液体，装瓶时更应缓慢沿瓶壁倒入，避免因黏稠度大产生气泡很难逸去而影响测定结果。如有气泡，应稍放置待气泡消失后再调温称重。

（4）将比重瓶从水浴中取出时，应用木制试管夹夹住瓶颈，而不能用手拿瓶肚，以免液体因手温影响体积膨胀外溢。

（5）使用电子天平称量比重瓶时，可将比重瓶放于培养皿中进行称量，避免腐蚀天平。

六、数 据 处 理

根据下式进行计算：

$$相对密度 = \frac{供试品及比重瓶重 - 比重瓶重}{水及比重瓶重 - 比重瓶重}$$

根据计算结果，出具检验报告，判断实训药品是否符合《中国药典》（2015 年版）二部规定。

七、原始记录表（表2-10）

表2-10 相对密度测定（比重瓶法）原始记录

温度（℃）：　　湿度（%）：

检品名称		规格	
生产批号		生产厂家	
检品数量		取样日期	年　月　日
送检部门		检验日期	年　月　日
检验依据			
仪器型号		仪器编号	
检验温度			
比重瓶重（g）			
供试品及比重瓶重（g）			
水及比重瓶重（g）			
计算公式	$相对密度 = \dfrac{供试品及比重瓶重 - 比重瓶重}{水及比重瓶重 - 比重瓶重}$		
计算过程			
标准规定			
结论	□（均）符合规定　　　　□（均）不符合规定		

检验人：　　　　　　　　　复核人：

日　期：　　　　　　　　　日　期：

八、填写检验报告单（表2-11）

表2-11 检验报告单

检品名称		规格	
生产批号		生产厂家	
检品数量		取样日期	年 月 日
送检部门		检验日期	年 月 日
检验目的		报告日期	年 月 日
检验依据			

检验项目及结果

项目名称	标准规定	检验结果

结论
本品按《中国药典》（2015年版）_____部进行上述项目检验，结果_____。

检验人		复核人		审核人	

九、任务评价（表2-12）

表2-12 双黄连口服液相对密度测定任务评价

评价项目	考核技能点	分值	得分
实训准备	提前查阅资料，实训相关知识准备充分。试剂及设备选用合理，能设计实训操作流程	10	
水浴锅的使用	通电、加水量，水浴锅的温度的调节	5	
温度计的使用	温度计是否靠近瓶体的水浴，温度计的读数是否准确	5	
样品及水的处理	样品及水的装样操作、装样最后是否有气泡、溢出液体是否擦净	30	
称量操作	电子天平的使用	5	
	空瓶、样品、水的重量称量	10	
	仪器使用记录的填写	10	
检验记录	正确、及时记录实训的数据及现象	10	
清场	结束实训，按要求清洁仪器设备及实训台，摆放好所用药品	5	
检验报告	会正确进行数据处理，出具检验报告	10	
	合计	100	

十、知 识 拓 展

《中国药典》（2015年版）四部通则0601关于相对密度的测定主要收载了两种方法。一种是比重瓶法，另一种是韦氏比重秤法。

1. 比重瓶法　比重瓶法涉及两种比重瓶（比重瓶 A、比重瓶 B），本任务采用的是比重瓶 B（图 2-18）。

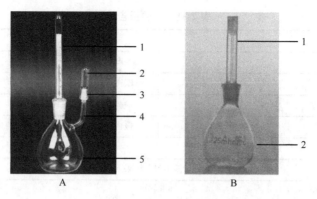

图 2-18　比重瓶 A、比重瓶 B 构造

A. 比重瓶 A（1. 温度计；2. 罩；3. 侧孔；4. 侧管；5. 比重瓶主体）；B. 比重瓶 B（1. 有毛细孔的瓶塞；2. 比重瓶主体）

若使用比重瓶 A，则相对密度的测定方法：取洁净、干燥并精密称定重量的比重瓶 A，装满供试品（温度应低于 20℃或各品种项下规定的温度）后，装上温度计（瓶中应无气泡），置 20℃（或各品种项下规定的温度）的水浴中放置若干分钟，使内容物的温度达到 20℃（或各品种项下规定的温度），用滤纸除去溢出侧管的液体，立即盖上罩。然后将比重瓶自水浴中取出，再用滤纸将比重瓶的外面擦净，精密称定，减去比重瓶的重量，求得供试品的重量后，将供试品倾去，洗净比重瓶，装满新沸过的冷水，再照上法测得同一温度时水的重量，按下式计算，即得。

$$供试品的相对密度 = \frac{供试品的重量}{水的重量}$$

2. 韦氏比重秤法　测定易挥发液体的相对密度时，可采用韦氏比重秤法。其测定方法：取 20℃时相对密度为 1 的韦氏比重秤（图 2-19），用新沸过的冷水将所附玻璃圆筒装至八分满，置 20℃（或各品种项下规定的温度）的水浴中，搅动玻璃圆筒内的水，调节温度至 20℃（或各品种项下规定的温度），将悬于秤端的玻璃锤浸入圆筒内的水中，秤臂右端悬挂游码于 1.0000 处，调节秤臂左端平衡用的螺旋使平衡，然后将玻璃圆筒内的水倾去，拭干，装入供试液至相同的高度，并用同法调节温度后，再把拭干的玻璃锤浸入供试液中，调节秤臂上游码的数量与位置使平衡，读取数值，即得供试品的相对密度。

如该比重秤系在 4℃时相对密度为 1，则用水校准时游码应悬挂于 0.9982 处，并应将在 20℃测得的供试品相对密度除以 0.9982。

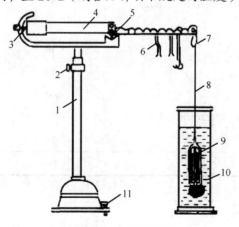

图 2-19　韦氏比重秤

1. 支架；2. 调节器；3. 指针；4. 横梁；5. 刀口；6. 游码；7. 小钩；8. 细铂丝；9. 玻璃锤；10. 玻璃圆筒；11. 调整螺丝

工作任务5 几种典型药物的一般鉴别试验

一、实 训 目 标

1. 能进行典型药物的一般鉴别试验操作。
2. 学会几种典型药物鉴别的反应原理。

二、仪器与试剂

1. 仪器 试管、滴瓶、量筒、铂丝、酒精喷灯、酒精灯、分液漏斗、白瓷皿。
2. 试药 盐酸普鲁卡因注射液、氯化钠、阿司匹林片、维生素 C 注射液、硫酸阿托品片。
3. 试剂 稀硝酸、硝酸银试液、氨试液、稀盐酸、0.1mol/L 亚硝酸钠溶液、碱性 β-萘酚、三氯化铁试液、乙醚、固体氢氧化钾、氯化钡试液、盐酸、硝酸。

三、几种典型药物的一般鉴别实验原理及操作方法

1. 盐酸普鲁卡因注射液

盐酸普鲁卡因是盐酸盐，因此显氯化物的鉴别反应。同时化学结构中含芳香第一胺结构，因此可用重氮化偶合反应进行鉴别。

（1）氯化物的鉴别

1）反应原理：$Cl^- + Ag^+ \longrightarrow AgCl\downarrow$（白色）

2）鉴别方法：取本品约 1ml，加稀硝酸使呈酸性，滴加硝酸银试液，即生成白色凝乳状沉淀，分离，沉淀加氨试液即溶解，再加稀硝酸酸化后，沉淀复生成（图 2-20）。

（2）芳香第一胺的鉴别

1）反应原理：芳香第一胺可在酸性条件下与亚硝酸钠反应，生成重氮盐；再在碱性条件下，与 β-萘酚发生偶合反应，生成有色的偶氮化合物，即重氮化偶合反应，此为芳香第一胺的特征反应。其反应式为

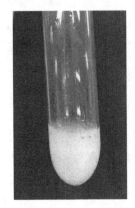

图 2-20 鉴别氯化物时生成的白色沉淀

$$ \underset{R}{\underset{\overset{NH_2}{\big|}}{\bigcirc}} + NaNO_2 + 2HCl \longrightarrow \underset{R}{\underset{\overset{N^+\equiv NCl^-}{\big|}}{\bigcirc}} + NaCl + 2H_2O $$

$$ \underset{R}{\underset{\overset{N^+\equiv NCl^-}{\big|}}{\bigcirc}} + \underset{}{\bigcirc\bigcirc\text{-OH}} + NaOH \longrightarrow \underset{R}{\bigcirc}\text{-}N=N\text{-}\underset{}{\bigcirc\bigcirc}\overset{OH}{\downarrow} + NaCl + H_2O $$

2）鉴别方法：取供试品约 1ml，加稀盐酸 1ml，加 0.1mol/L 亚硝酸钠溶液数滴，滴加碱性 β-萘酚数滴，视供试品不同，生成粉红色到猩红色沉淀（图 2-21）。

2. 氯化钠

1）反应原理：金属离子在无色火焰上燃烧，可呈现特殊颜色的火焰，此种反应称为焰色反应。钠盐的焰色反应呈鲜黄色。

2）鉴别方法：取铂丝，用盐酸润湿后，蘸取适量氯化钠，在无色火焰中燃烧，火焰即显鲜黄色（图 2-22）。

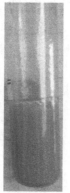

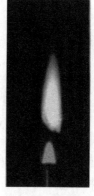

图 2-21　重氮化偶合反应鉴别芳香第一胺时生成的　　　　图 2-22　钠盐的焰色反应
　　　　　猩红色沉淀

3. 阿司匹林片

$$ \underset{}{\bigcirc}\begin{matrix}\text{COOH}\\\text{OCOCH}_3\end{matrix} $$

1）反应原理：阿司匹林化学结构中具有酯键，经水解后，可生成水杨酸。水杨酸及其盐在中性或弱酸性条件下，与三氯化铁试液反应生成紫堇色络合物。其反应式为

$$ \underset{}{\bigcirc}\begin{matrix}\text{COOH}\\\text{OCOCH}_3\end{matrix} + H_2O \longrightarrow \underset{}{\bigcirc}\begin{matrix}\text{COOH}\\\text{OH}\end{matrix} + CH_3COOH $$

$$ \underset{}{\overset{6}{\bigcirc}}\begin{matrix}\text{COOH}\\\text{OH}\end{matrix} + 4FeCl_3 \longrightarrow \left[\left(\underset{}{\bigcirc}\begin{matrix}\text{COO}^-\\\text{O}^-\end{matrix}\right)_3 Fe\right] Fe + 12HCl $$
（紫堇色）

2）鉴别方法：取本品细粉适量（约相当于阿司匹林 0.1g），加水 10ml，煮沸，放冷，加三氯化铁试液一滴，即显紫堇色（图 2-23）。

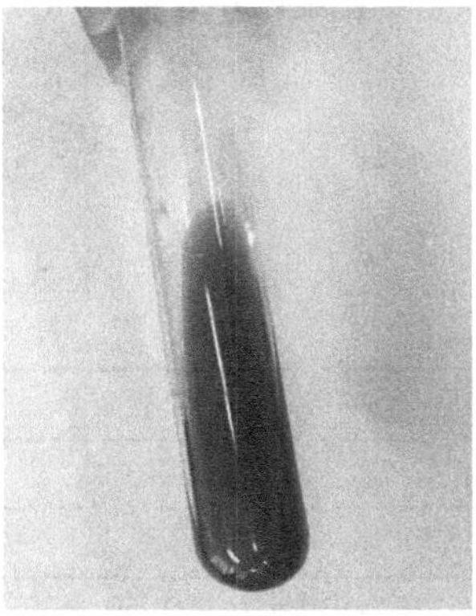

4. 维生素 C 注射液

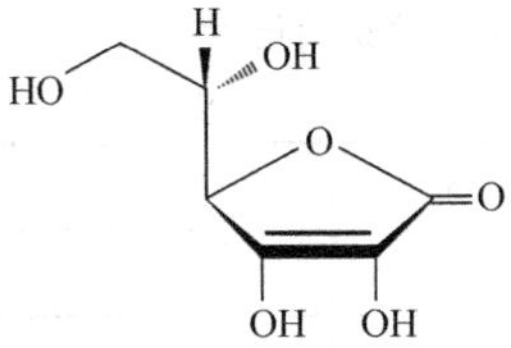

1）反应原理：维生素 C 分子中具有连二烯醇结构，有极强的还原性，可被硝酸银氧化为去氢维生素 C，同时产生黑色银沉淀。（银镜反应）

图 2-23 阿司匹林鉴别水杨酸时显紫堇色

2）鉴别方法：取本品 1ml，加硝酸银试液 2 滴，产生黑色沉淀。

5. 硫酸阿托品片

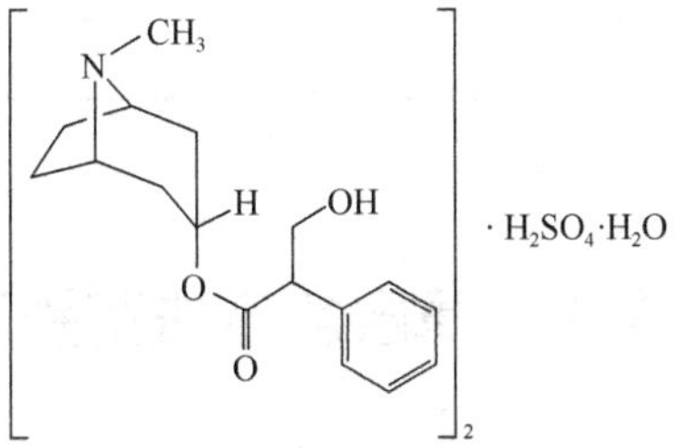

硫酸阿托品是硫酸盐，因此显硫酸盐的鉴别反应。同时硫酸阿托品为托烷类生物碱，具有莨菪酸结构，因此可用 Vitali 反应（维他立反应）进行鉴别。

（1）托烷类生物碱的鉴别

鉴别方法：取本品细粉适量（约相当于硫酸阿托品 1mg），置分液漏斗中，加氨试液约 5ml，混匀，用乙醚 10ml 振摇提取后，分取乙醚层，置白瓷皿中，挥尽乙醚后，残渣放冷，加乙醇 2～3 滴湿润，加固体氢氧化钾一小粒，即显深紫色。

（2）硫酸盐的鉴别

鉴别方法：取本品细粉适量（约相当于硫酸阿托品 1mg），加适量水溶解后，滴加氯化钡试液，即生成白色沉淀；分离，沉淀在盐酸或硝酸中均不溶解。

【注意事项】

（1）颜色反应须在玻璃试管中进行，并注意观察颜色的变化。

（2）氯化物、硫酸盐试验中需分离沉淀时，可采用离心机分离，经离心沉降后，用吸出法或倾泻法分离沉淀。

（3）钠盐的焰色反应极灵敏，最低检出量约为 0.1ng 的钠离子；若由于试药和所用仪器引入微量钠盐时，均能出现鲜黄色火焰，故应在测试前，将铂丝烧红，趁热浸入盐酸中，如此反复处理，直至火焰不显黄色，再蘸取试样进行试验。

（4）阿司匹林的水解产物水杨酸与三氯化铁的反应极为灵敏，只需取稀溶液进行试验；如取用量大，产生颜色过深，可加水稀释后观察。

（5）托烷生物碱类鉴别试验如供试品量少，显色不明显时，可改用氢氧化钾小颗粒少许，则在氢氧化钾表面形成深紫色。

四、原始记录表（表2-13）

表2-13　几种典型药物的一般鉴别试验原始记录

温度（℃）：　　　湿度（%）：

	检品1	检品2	检品3	检品4	检品5
检品名称					
生产厂家					
生产批号					
规格					
试剂及反应条件					
实验现象					
标准规定					
结论					

检验人：　　　　　　　　　　复核人：
日　期：　　　　　　　　　　日　期：

工作任务6　薄层色谱法鉴别三黄片

一、实　训　目　标

1. 掌握薄层色谱法的原理、方法。
2. 学会薄层色谱法的标准操作。
3. 能根据实验结果作出药品成分鉴别的正确的判断。

二、质　量　标　准

《中国药典》（2015年版）一部，三黄片质量标准如下：

三　黄　片

Sanhuang Pian

【处方】　大黄300g　　　　盐酸小檗碱5g　　　　黄芩浸膏21g

【制法】　以上三味，黄芩浸膏系取黄芩，加水煎煮三次，第一次1.5小时，第二次1小时，第三次40分钟，合并煎液，滤过，滤液用盐酸调节pH至1～2，静置1小时，取沉淀，用水洗涤使pH至5～7，烘干，粉碎成细粉。取大黄150g，粉碎成细粉；剩余大黄粉碎成粗粉，用30%乙醇回流提取三次，滤过，合并滤液，回收乙醇并减压浓缩成稠膏，加入大黄细粉、盐酸小檗碱细粉、黄芩浸膏细粉及适量辅料，混匀，制成颗粒，干燥，压制成1000片，包糖衣或薄膜衣；或压制成500片，包薄膜衣，即得。

【性状】　本品为糖衣或薄膜衣片，除去包衣后显棕色，味苦、微涩。

【鉴别】

（1）取本品，置显微镜下观察：草酸钙簇晶大，直径60～140μm（大黄）。

（2）取本品5片，除去包衣，研细，取0.25g加甲醇5ml，超声处理5分钟，滤过，滤液作为供试品溶液。另取盐酸小檗碱对照品，加甲醇制成每1ml含0.2mg的溶液；再取黄芩苷对照品，加甲醇制成每1ml含1mg的溶液，作为对照品溶液。照薄层色谱法（通则0502）试验，吸取上述三种溶液各3～5μl，分别点于同一硅胶GF₂₅₄薄层板上，以乙酸乙酯-丁酮-甲酸-水（10:7:1:1）为展开剂，展开，取出，晾干，分别在紫外光灯（365nm）和紫外光灯（254nm）下检视。供试品色谱中，在与盐酸小檗碱对照品色谱相应的位置上，紫外光灯（365nm）下显相同颜色的荧光斑点；在与黄芩苷对照品色谱相应的位置上，紫外光灯（254nm）下显相同颜色的斑点。

（3）取〔鉴别〕（2）项下的供试品溶液作为供试品溶液。另取大黄对照药材0.2g，加甲醇3ml，超声处理5分钟，取上清液作为对照药材溶液。照薄层色谱法（通则0502）试验，吸取上述两种溶液各5μl，分别点于同一硅胶G薄层板上，以环己烷-乙酸乙酯-甲酸（12:3:0.1）为展开剂，展开，取出，晾干，置紫外光灯（365nm）下检视。供试品色谱中，在与对照药材色谱相应的位置上，显相同颜色的荧光斑点。

【检查】

土大黄苷 取本品小片2片或大1片，糖衣片除去糖衣，研细，加甲醇15ml，加热回流30分钟，放冷，滤过，滤液作为供试品溶液。另取土大黄苷对照品，加甲醇制成每1ml含0.3mg的溶液，作为对照品溶液。照薄层色谱法（通则0502）试验，吸取上述两种溶液各2μl，分别点于同一硅胶G薄层板上，以三氯甲烷-甲醇-甲酸-水（100:30:2:3）为展开剂，展开，取出，晾干，置紫外光灯（365nm）下检视。供试品色谱中，在与对照品色谱相应的位置上，不得显相同颜色的荧光斑点。

其他 应符合片剂项下有关的各项规定（通则0101）。

【含量测定】

大黄 照高效液相色谱法（通则0512）测定。

色谱条件与系统适用性试验 以十八烷基硅烷键合硅胶为填充剂；以甲醇-0.1%磷酸溶液（85:15）为流动相；检测波长为254nm。理论板数按大黄素峰计算应不低于2000。

对照品溶液的制备 取大黄素对照品和大黄酚对照品适量，精密称定，加无水乙醇-乙酸乙酯（2:1）的混合溶液制成每1ml含大黄素10μg、大黄酚25μg的混合溶液，即得。

供试品溶液的制备 取本品20片，除去包衣，精密称定，研细（过三号筛），取约0.26g，精密称定，置锥形瓶中，精密加入乙醇25ml，称定重量，加热回流1小时，放冷，用乙醇补足减失的重量，摇匀，滤过，精密量取续滤液10ml，置烧瓶中，蒸干，加30%乙醇-盐酸（10:1）的混合溶液15ml，置水浴中加热回流1小时，立即冷却，用三氯甲烷强力振摇提取4次，每次15ml，合并三氯甲烷液，蒸干，残渣用无水乙醇-乙酸乙酯（2:1）的混合溶液溶解，转移至25ml量瓶中，并稀释至刻度，摇匀，滤过，取续滤液，即得。

测定法 分别精密吸取对照品溶液与供试品溶液各10μl，注入液相色谱仪，测定，即得。

本品每片含大黄以大黄素（$C_{15}H_{10}O_5$）和大黄酚（$C_{15}H_{10}O_4$）的总量计，小片不得少于1.55mg；大片不得少于3.1mg。

　　盐酸小檗碱　照高效液相色谱法（通则 0512）测定。

　　色谱条件与系统适用性试验　以十八烷基硅烷键合硅胶为填充剂；以乙腈-水（1:1）（每 1000ml 中加入磷酸二氢钾 3.4g 和十二烷基硫酸钠 1.7g）为流动相；检测波长为 265nm。理论板数按盐酸小檗碱峰计算应不低于 3000。

　　对照品溶液的制备　取盐酸小檗碱对照品适量，精密称定，加甲醇制成每 1ml 含 0.1mg 的溶液，即得。

　　供试品溶液的制备　取本品 10 片，除去包衣，精密称定，研细，取约 0.1g，精密称定，置具塞锥形瓶中，精密加入甲醇-盐酸（500:1）的混合溶液 20ml 密塞，称定重量，超声处理（功率 160W，频率 40kHz）30 分钟，放冷，再称定重量，用甲醇补足减失的重量，摇匀，滤过，取续滤液，即得。

　　测定法　分别精密吸取对照品溶液 5～10μl、供试品溶液 10μl，注入液相色谱仪，测定，即得。

　　本品每片含盐酸小檗碱（$C_{20}H_{17}NO_4 \cdot HCl \cdot 2H_2O$），小片应为 4.0～5.8mg；大片应为 8.0～11.5mg。

　　黄芩浸膏　照高效液相色谱法（通则 0512）测定。

　　色谱条件与系统适用性试验　以十八烷基硅烷键合硅胶为填充剂；以甲醇-0.1%磷酸溶液（40:60）为流动相；检测波长为 280nm。理论板数按黄芩苷峰计算应不低于 3000。

　　对照品溶液的制备　取黄芩苷对照品适量，精密称定，加甲醇制成每 1ml 含 25μg 的溶液，即得。

　　供试品溶液的制备　取本品 10 片，除去包衣，精密称定，研细，取约 0.1g，精密称定，置具塞锥形瓶中，精密加入 70%甲醇 25ml，密塞，称定重量，超声处理（功率 160W，频率 50kHz）10 分钟，放冷，再称定重量，用 70% 甲醇补足减失的重量，摇匀，滤过，精密量取续滤液 1ml，置 10ml 量瓶中，加 70%甲醇至刻度，摇匀，滤过，取续滤液，即得。

　　测定法　分别精密吸取对照品溶液与供试品溶液各 10μl，注入液相色谱仪，测定，即得。

　　本品每片含黄芩浸膏以黄芩苷（$C_{21}H_{18}O_{11}$）计，小片不得少于 13.5mg，大片不得少于 27.0mg。

　　【功能与主治】　清热解毒，泻火通便。用于三焦热盛所致的目赤肿痛、口鼻生疮、咽喉肿痛、牙龈肿痛、心烦口渴、尿黄、便秘；亦用于急性胃肠炎，痢疾。

　　【用法与用量】　口服。小片一次 4 片，大片一次 2 片，一日 2 次；小儿酌减。

　　【注意】　孕妇慎用。

　　【规格】　（1）薄膜衣小片　每片重 0.26g　（2）薄膜衣大片　每片重 0.52g

　　【贮藏】　密封。

三、测 定 原 理

　　薄层色谱法系将供试品溶液点于薄层板上，在展开容器内用展开剂展开，使供试品所含成分分离，所得色谱图与适宜的标准物质按同法所得的色谱图对比，亦可用薄层色谱扫描仪进行扫描，用于鉴别、检查或含量测定。

薄层色谱对供试品所含成分进行分离的原理是基于吸附剂对不同成分吸附力的大小及展开剂解吸附作用的差异。吸附牢的组分随展开剂移动慢，吸附弱的组分随展开剂移动快，从而产生差速迁移得到分离。

利用薄层色谱进行鉴别的依据是在相同的色谱条件下，相同物质的比移值（R_f 或 R_r）相同，也就是供试品溶液所显主斑点的位置和颜色应与对照溶液的斑点相同。

四、薄层色谱法背景知识

薄层色谱法（TLC），系将适宜的固定相涂布于玻璃板、塑料或铝基片上，成一均匀薄层。待点样、展开后，根据比移值（R_f）与适宜的对照物按同法所得的色谱图的比移值（R_f）作对比，用以进行药品的鉴别、杂质检查或含量测定的方法（图 2-24）。薄层色谱法是快速分离和定性分析少量物质的一种很重要的实验技术，也用于跟踪反应进程。

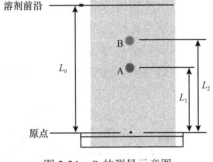

图 2-24 R_f 的测量示意图

1. 比移值与相对比移值

（1）比移值（R_f）

$$R_f = \frac{原点到组分斑点中心的距离}{原点到溶剂前沿的距离}$$

则，图 2-24 中组分 A、组分 B 的 R_f 可记录为

$$R_{f_1} = \frac{L_1}{L_0} \qquad R_{f_2} = \frac{L_2}{L_0}$$

注：R_f 可用范围是 0.2～0.8，最佳范围是 0.3～0.5。

影响比移值的因素主要有：①被分离物质的结构和性质；②薄层板的性质；③展开剂的极性；④温度；⑤展开槽内的展开剂蒸气饱和程度。

（2）相对比移值（R_r）：由于比移值（R_f）受诸多因素影响，故常采用相对比移值（R_r）以消除一些实验过程中的系统误差，使定性结果更为可靠。

$$R_r = \frac{原点到样品组分斑点中心的距离}{原点到参考物斑点中心的距离}$$

2. 固定相与流动相的选择

（1）固定相（吸附剂）的选择：固定相（吸附剂）可根据被测物极性和吸附剂的吸附能力来选择。分离极性大的物质，一般选用吸附活性小的吸附剂；反之亦然。即使得吸附剂与被分离物质间存在适宜强度的吸附作用力。

薄层色谱中常用固定相为硅胶，常用 $SiO_2 \cdot xH_2O$ 表示，是具有硅氧交联结构、表面有许多硅醇基的多孔性微粒。硅醇基是使硅胶具有吸附力的活性基团，水能与硅胶表面的硅醇基结合而使其失去活性。硅胶的含水量越高，其活性越低，吸附力则越弱。因此在使用前要将薄层板置于 110℃ 的烘箱中加热 30 分钟，除去水分，使硅胶吸附力增强，这一过程称为"活化"。

（2）流动相（展开剂）的选择：流动相的选择可"相似相溶"原则进行选择。当一种溶剂不能很好地展开各组分时，常选择用混合溶剂作为展开剂。先用一种极性较小的溶剂为基础溶剂展开混合物，若展开不好，用极性较大的溶剂与前一溶剂混合，调整极性，再次试验，直到选出合适的展开剂组合。

理想的展开剂应能使混合物分离后各组分的 R_f 值相差尽可能大；组分理想的 R_f 值在 0.2～0.8。

薄层色谱中常用的溶剂按极性由弱到强的顺序是：石油醚＜环己烷＜二硫化碳＜四氯化碳＜三氯乙烷＜苯＜甲苯＜二氯甲烷＜三氯甲烷＜乙醚＜乙酸乙酯＜丙酮＜正丙醇＜乙醇＜甲醇＜吡啶＜水。

（3）被测物质极性判断：判断物质极性强弱时，可以参考以下规律。①基本母核相同，分子中极性基团的极性越大、极性基团越多，则分子的极性就越大；②分子中双键越多，共轭双键链越长，极性越大；③分子式相同，能形成分子内氢键的分子极性要弱；④在同系物中，分子量越大，分子的极性越小。

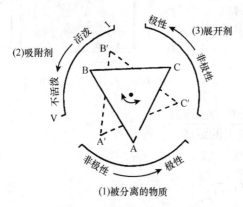

图 2-25　被测物质的极性、吸附剂活性和流动相极性之间的关系示意图

不同类型的化合物极性由小到大的顺序为：烷烃＜烯烃＜醚类＜硝基化合物＜酯类＜酮类＜醛类＜硫醇＜胺类＜醇类＜酚类＜羧酸类。被测物质的极性、吸附剂活性和流动相极性之间关系见图 2-25。

3. 薄层色谱法的应用

（1）定性鉴别：制备供试品溶液和对照标准溶液，在同一薄层板上点样、展开与检视，供试品色谱图中所显斑点的位置和颜色（或荧光）应与标准物质色谱图的斑点一致。

（2）杂质检查：可采用杂质对照法、供试品溶液的自身稀释对照法或两法并用。供试品溶液除主斑点外的其他斑点，与相应的杂质对照标准溶液或系列浓度杂质对照标准溶液的相应主斑点比较，不得更深；或与供试品溶液自身稀释对照溶液或系列浓度自身稀释对照溶液的相应主斑点比较，不得更深。通常应规定杂质的斑点数和单一杂质量，当采用系列自身稀释对照溶液时，也可规定估计的杂质总量。

（3）定量分析：包括定量分析、洗脱法、薄层扫描法，其中薄层扫描法最为常用。但要注意，色斑要集中、无拖尾现象；应选用对被测组分有较大溶解度的溶剂浸泡并多次洗脱；对吸附性较强、不易洗脱的组分，可采用离心分离或滤过等方法进行定量洗脱。

五、薄层色谱法的操作规程

1. 薄层板的制备

（1）制板：薄层板的制备分为手动制板法和薄层铺板机法两种。

1）手动制板法：将吸附剂 1 份和水（或 0.2%～0.5%羧甲基纤维素钠水溶液）3 份在研钵中向一个方向研磨混合，再静置 15 分钟，去除表面气泡后，均匀涂布在玻璃板上，摇动摊平，晾干。

2）薄层铺板机法：先将吸附剂 1 份和水（或 0.2%～0.5%羧甲基纤维素钠水溶液）3 份置匀浆仪中混合均匀，将所需规格薄层板置搁板上，用所需层度刮板装入供浆槽口内，将调匀好的吸附剂浆液倒入供浆槽内，即时将开关扳至 ON 位置，制板自动开始，制完板后自动停机。

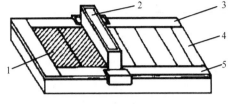

图 2-26 薄层铺板机

1. 吸附剂薄层；2. 涂布器；3. 玻璃夹板；4. 玻璃板；
5. 玻璃夹板

薄层铺板机结构见图 2-26。

（2）干燥、活化：将制备好的薄层板，于室温下置水平台上晾干，于 110℃活化 30 分钟，冷却后立即使用或置于干燥箱中备用。

2. 点样　用毛细管或微量注射器进行点样（图 2-27）。一般为圆点，点样基线距底边 1.0～1.5cm（高效薄层板一般基线离底边 8～10mm），样点直径一般不大于 4mm（高效薄层板一般不大于 2mm）。接触点样时注意勿损伤薄层表面。条带状宽度一般为 5～10mm（高效薄层板条带宽度一般为 4～8mm）。点间距离可视斑点扩散情况以相邻斑点互不干扰为宜，一般不少于 8mm（高效薄层板供试品间隔不少于 5mm）。

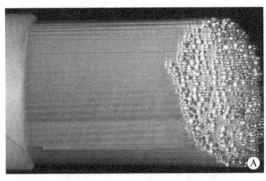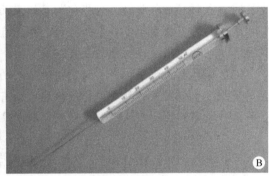

图 2-27 点样毛细管（A）和平头微量点样器（B）

3. 展开

（1）将配制好的展开剂倒入层析缸中，展开剂要接触到薄层板下沿，但切勿接触到样点。浸入展开剂深度距原点 5mm 为宜。

（2）盖上盖子，密封，为防止边缘效应，要将展开剂预饱和，一般保持 15～30 分钟。

（3）将点样后的薄层板放入展开剂中进行展开，观察展开情况。

（4）待展开至规定距离（一般为 8～15cm），取出薄层板，快速画出溶剂前沿，观察斑点，记录 R_f 值。

4. 显色

（1）供试品含有可见光下有颜色的成分可直接在日光下检视。

（2）若斑点本身无颜色，可采用以下几种方法进行显示。

1）用喷雾法或浸渍法以适宜的显色剂显色或加热显色，再在日光下检视。常见显色剂见表 2-14。

表 2-14　常见显色剂

显色剂	显色物质
硫酸乙醇液	大部分有机物显色
碘蒸气	大部分有机物显色
茚三酮	氨基酸
溴甲酚绿	羧酸
0.05%荧光黄甲醇液	芳香族化合物
三氯化铁-铁氰化钾	还原性物质

2）紫外灯下（254nm 或 365nm）观察暗斑或荧光斑点。

3）对于可见光下无色，但在紫外光下有吸收的成分可用带有荧光剂的硅胶板（如 GF_{254} 板），在 254nm 紫外光灯下观察荧光板面上的荧光物质形成的色谱。

【注意事项】

（1）固定相（吸附剂）应均匀涂布在玻璃板上，并在反射光及透视光下检视，表面应均匀、平整、无麻点、无气泡、无破损及污染。

（2）点样时动作要轻，勿损伤薄层板表面；若因样品溶液太稀，可重复点样，但应待前次点样的溶剂挥发后方可重新点样；样点直径不超过 4mm 为宜，以防样点过大，造成拖尾、扩散等现象，影响分离效果。

（3）在薄层色谱中，样品的用量对物质的分离效果有很大影响，所需样品的量与显色剂的灵敏度、吸附剂的种类、薄层的厚度均有关系。样品太少，斑点不清楚，难以观察，但样品量太多时往往出现斑点太大或拖尾现象，以致不易分开。

六、仪器与试剂

1. 仪器　研钵、滤纸、漏斗（漏斗架）、烧杯、毛细管或平头微量注射器、硅胶 G 薄层板、硅胶 GF_{254} 薄层板、层析缸、电子天平、超声波清洗器、三用紫外分析仪。

2. 试药　三黄片、盐酸小檗碱对照品、黄芩苷对照品、大黄对照药材。

3. 试剂　甲醇、乙酸乙酯、丁酮、甲酸、环己烷、纯化水。

七、实施步骤

1. 三黄片中盐酸小檗碱和黄芩苷的鉴别

（1）供试品溶液的制备：取本品 5 片，除去包衣，研细，取 0.25g 加甲醇 5ml，超声处理 5 分钟，滤过，滤液作为供试品溶液。

（2）对照品溶液的制备

1）取盐酸小檗碱对照品，加甲醇制成每 1ml 含 0.2mg 的溶液。

2）取黄芩苷对照品，加甲醇制成每 1ml 含 1mg 的溶液。

（3）色谱条件选择

1）吸附剂：硅胶 GF_{254}。

2）展开剂：乙酸乙酯-丁酮-甲酸-水（10：7：1：1）。

3）点样量：供试品溶液、盐酸小檗碱对照品溶液、黄芩苷对照品溶液各 3～5μl。

（4）按薄层色谱法的操作规程进行操作。

（5）显色方法

1）紫外光灯（365nm）下检视，在与盐酸小檗碱对照品色谱相应的位置上显相同颜色的荧光斑点。

2）紫外光灯（254nm）下检视，在与黄芩苷对照品色谱相应的位置上显相同颜色的荧光斑点。

2. 三黄片中大黄的鉴别

（1）供试品溶液的制备：取本品 5 片，除去包衣，研细，取 0.25g 加甲醇 5ml，超声处理 5 分钟，滤过，滤液作为供试品溶液。

（2）对照品溶液的制备：取大黄对照药材 0.2g，加甲醇 3ml，超声处理 5 分钟，取上清液作为对照药材溶液。

（3）色谱条件选择

1）吸附剂：硅胶 G。

2）展开剂：环己烷-乙酸乙酯-甲酸（12：3：0.1）。

3）点样量：供试品溶液、大黄对照药材溶液各 5μl。

（4）按薄层色谱法的操作规程进行操作。

（5）显色方法：紫外光灯（365nm）下检视，在与对照药材色谱相应的位置上显相同颜色的荧光斑点。

【注意事项】

（1）若供试品色谱中，在与对照品色谱相应的位置上，斑点不明显或错位或斑点颜色不对应，则应重新取样复试。若复试结果符合要求，则判检出该斑点。

（2）若供试品色谱中，在与对照品色谱相应位置上无斑点或经复试仍不符合规定，则判未检出该斑点。

八、原始记录表（表 2-15）

表 2-15　薄层色谱法原始记录

温度（℃）：　　　　相对湿度（%）：

检品名称		规格	
生产批号		生产厂家	
检品数量		取样日期	
送检部门		检验日期	
检验依据			
检验目的			
固定相		展开剂	
天平型号		仪器编号	

续表

供试品溶液的制备	
对照品/药材溶液的制备	
点样量	
检出条件	□日光下　　　　□紫外光下_____nm □碘蒸气熏蒸　　□其他：_____
结果	
标准规定	
结论	□（均）符合规定　　　　□（均）不符合规定

检验人：　　　　　　　　复核人：
日　期：　　　　　　　　日　期：

九、填写检验报告单（表2-16）

表2-16　检验报告单

检品名称		规格		
生产批号		生产厂家		
检品数量		取样日期	年　　月　　日	
送检部门		检验日期	年　　月　　日	
检验目的		报告日期	年　　月　　日	
检验依据				

检验项目及结果

项目名称	标准规定	检验结果

结论
根据《中国药典》（2015年版）_____部进行上述项目检验，结果_____。

检验人		复核人		审核人	

十、任务评价（表2-17）

表2-17　薄层色谱法鉴别三黄片任务评价

评价项目	考核技能点	分值	得分
实训准备	提前查阅资料，实训相关知识准备充分。试剂及设备选用合理，能设计实训操作流程	5	
薄层板的制备	固定相与黏合剂按比例调制、所铺薄层板均匀、活化操作正确	10	
供试品的制备	会依据药典正确配制供试品	10	
对照品的制备	会依据药典正确配制对照品	10	

续表

评价项目	考核技能点	分值	得分
薄层色谱的操作	点样直径不大于4mm, 点间距适宜、相邻斑点互不干扰	10	
	展开剂配制正确、饱和操作正确	10	
	显色方法正确	10	
	会正确判断薄层色谱图结果	10	
检验记录	正确、及时记录实训现象	10	
清场	结束实训, 按要求清洁仪器设备及实训台, 摆放好所用药品	5	
检验报告	会正确、规范出具检验报告	10	
	合计	100	

十一、任务拓展

1. 薄层板 分为硬板、软板、荧光薄层板等。

表2-18为市售吸附剂和预制板包装上的符号及含意。

表2-18 市售吸附剂和预制板包装上的符号及含意

符号	含意	符号	含意
G	以石膏作黏合剂	C	薄层已被分成条带
H	无外加黏合剂	Silanised, RP-2	二甲基硅烷改性的反相
R	特别纯化的	RP	反相
P	制备用	RP-8, RP-18	C-8, C-18 烷基改性
W	水可湿性的	NH_2	氨基改性亲水层
$F_{254.366}$	荧光指示剂激发波长	CHIR	手性固定相
F_{254S}	抗酸性荧光指示剂	CN	氰基改性固定相
40, 60…	平均孔径 (Å)	DIOL	二醇基改性固定相

常用的几种展板如下。

（1）硅胶G：含黏和剂煅石膏（$CaSO_4 \cdot 1/2H_2O$，13%～15%）。

（2）硅胶H：不含黏合剂，铺板时另加入黏合剂羧甲基纤维素钠（CMC-Na，0.7%～1.0%）；

（3）硅胶GF_{254}：含黏合剂和荧光剂。

（4）硅胶HF_{254}：含荧光剂，254nm紫外光照发绿光。

（5）硅胶HF_{365}：含荧光剂，365nm紫外光照发光。

2. 展开的几种方法 上升法、倾斜上行法和下降法，以倾斜上行法最为常用（图2-28）。

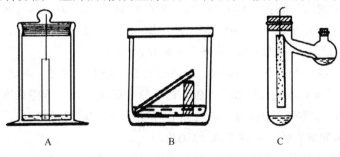

图2-28 常用的展开方法

A. 上升法；B. 倾斜上行法；C. 下降法

工作任务 7　红外光谱法鉴别对乙酰氨基酚

一、实 训 目 标

1. 学会红外光谱分析固体样品的制备技术。
2. 能进行红外光谱仪的规范操作。
3. 能通过红外光谱图解析，对药物进行鉴别。

二、质 量 标 准

《中国药典》（2015 年版）二部，对乙酰氨基酚质量标准如下：

对乙酰氨基酚

Duiyixian'anjifen

Paracetamol

$C_8H_9NO_2$　151.16

本品为 4'-羟基乙酰苯胺。按干燥品计算，含 $C_8H_9NO_2$ 应为 98.0%～102.0%。

【性状】　本品为白色结晶或结晶性粉末；无臭。

本品在热水或乙醇中易溶，在丙酮中溶解，在水中略溶。

熔点　本品的熔点（通则 0612 第二法）为 168～172℃。

【鉴别】

（1）本品的水溶液加三氯化铁试液，即显蓝紫色。

（2）取本品约 0.1g，加稀盐酸 5ml，置水浴中加热 40 分钟，放冷；取 0.5ml，滴加亚硝酸钠试液 5 滴，摇匀，用水 3ml 稀释后，加碱性 β-萘酚试液 2ml，振摇，即显红色。

（3）本品的红外光吸收图谱应与对照的图谱（光谱集 131 图）一致（图 2-29）。

【检查】

酸度　取本品 0.10g，加水 10ml 使溶解，依法测定（通则 0631），pH 应为 5.5～6.5。

乙醇溶液的澄清度与颜色　取本品 1.0g，加乙醇 10ml 溶解后，溶液应澄清无色；如显浑浊，与 1 号浊度标准液（通则 0902 第一法）比较，不得更浓；如显色，与棕红色 2 号或橙红色 2 号标准比色液（通则 0901 第一法）比较，不得更深。

氯化物　取本品 2.0g，加水 100ml，加热溶解后，冷却，滤过，取滤液 25ml，依法检查（通则 0801），与标准氯化钠溶液 5.0ml 制成的对照液比较，不得更浓（0.01%）。

硫酸盐　取氯化物项下剩余的滤液 25ml，依法检查（通则 0802），与标准硫酸钾溶液 1.0ml 制成的对照液比较，不得更浓（0.02%）。

对氨基酚及有关物质　临用新制。取本品适量，精密称定，加溶剂[甲醇-水（4:6）]制成每 1ml 中约含 20mg 的溶液，作为供试品溶液；取对氨基酚对照品适量，精密称定，

加上述溶剂溶解并制成每 1ml 中约含对氨基酚 0.1 mg 的溶液，作为对照品溶液；精密量取

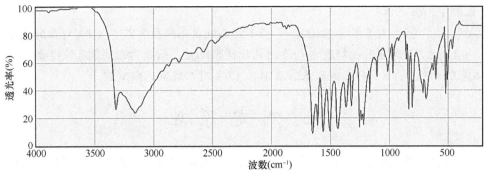

图 2-29 对乙酰氨基酚红外光谱（KBr 压片法）

对照品溶液与供试品溶液各 1ml，置同一 100ml 量瓶中，用上述溶剂稀释至刻度，摇匀，作为对照溶液。照高效液相色谱法（通则 0512）试验。用辛烷基硅烷键合硅胶为填充剂；以磷酸盐缓冲液（取磷酸氢二钠 8.95g，磷酸二氢钠 3.9g，加水溶解至 1000ml，加 10%四丁基氢氧化铵溶液 12ml）-甲醇（90：10）为流动相；检测波长为 245nm；柱温为 40℃；理论板数按对乙酰氨基酚峰计算不低于 2000，对氨基酚峰与对乙酰氨基酚峰的分离度应符合要求。精密量取对照溶液与供试品溶液各 20μl，分别注入液相色谱仪，记录色谱图至主峰保留时间的 4 倍。供试品溶液色谱图中如有与对氨基酚保留时间一致的色谱峰，按外标法以峰面积计算，含对氨基酚不得过 0.005%，其他单个杂质峰面积不得大于对照溶液中对乙酰氨基酚峰面积的 0.1 倍（0.1%），其他各杂质峰面积的和不得大于对照溶液中对乙酰氨基酚峰面积的 0.5 倍（0.5%）。

对氯苯乙酰胺 临用新制。取对氨基酚及有关物质项下的供试品溶液作为供试品溶液；另取对氯苯乙酰胺对照品与对乙酰氨基酚对照品各适量，精密称定，加溶剂[甲醇-水（4：6）]溶解并制成每 1ml 中约含对氯苯乙酰胺 1μg 与对乙酰氨基酚 20μg 的混合溶液，作为对照品溶液。照高效液相色谱法（通则 0512）试验。用辛烷基硅烷键合硅胶为填充剂；以磷酸盐缓冲液（取磷酸氢二钠 8.95g，磷酸二氢钠 3.9g，加水溶解至 1000ml，加 10%四丁基氢氧化铵 12ml）-甲醇（60：40）为流动相；检测波长为 245mn；柱温为 40℃；理论板数按对乙酰氨基酚峰计算不低于 2000，对氯苯乙酰胺峰与对乙酰氨基酚峰的分离度应符合要求。精密量取对照品溶液与供试品溶液各 20μl，分别注入液相色谱仪，记录色谱图。按外标法以峰面积计算，含对氯苯乙酰胺不得过 0.005%。

干燥失重 取本品，在 105℃ 干燥至恒重，减失重量不得过 0.5%（通则 0831）。

炽灼残渣 不得过 0.1%（通则 0841）。

重金属 取本品 1.0g，加水 20ml，置水浴中加热使溶解，放冷，滤过，取滤液加醋酸盐缓冲液（pH3.5）2ml 与水适量使成 25ml，依法检查（通则 0821 第一法），含重金属不得过百万分之十。

【含量测定】 取本品约 40mg，精密称定，置 250ml 量瓶中，加 0.4%氢氧化钠溶液 50ml 溶解后，加水至刻度，摇匀，精密量取 5ml，置 100ml 量瓶中，加 0.4%氢氧化钠溶液 10ml，加水至刻度，摇匀，照紫外-可见分光光度法（通则 0401），在 257nm 的波长处测定吸光度，按 $C_8H_9NO_2$ 的吸收系数（$E_{1cm}^{1\%}$）为 715 计算，即得。

【类别】　解热镇痛、非甾体抗炎药。

【贮藏】　密封保存。

【制剂】　（1）对乙酰氨基酚片　（2）对乙酰氨基酚咀嚼片　（3）对乙酰氨基酚泡腾片　（4）对乙酰氨基酚注射液　（5）对乙酰氨基酚栓　（6）对乙酰氨基酚胶囊　（7）对乙酰氨基酚颗粒　（8）对乙酰氨基酚滴剂　（9）对乙酰氨基酚凝胶

三、测定原理

化合物受红外辐射照射后，使分子的振动和转动运动由较低能级向较高能级跃迁，从而导致对特定频率红外辐射的选择性吸收，形成特征性很强的红外吸收光谱，红外光谱又称振-转光谱。

红外光谱是鉴别物质和分析物质化学结构的有效手段，已被广泛应用于物质的定性鉴别、物相分析和定量测定，并用于研究分子间和分子内部的相互作用。习惯上，往往把红外区分为3个区域，即近红外区（$12\,800 \sim 4000\,cm^{-1}$，$0.78 \sim 2.5\,\mu m$），中红外区（$4000 \sim 400\,cm^{-1}$，$2.5 \sim 25\,\mu m$）和远红外区（$400 \sim 10\,cm^{-1}$，$25 \sim 1000\,\mu m$）。其中中红外区是药物分析中最常用的区域。除部分光学异构体及长链烷烃同系物外，几乎没有两个化合物具有相同的红外光谱，据此可以对化合物进行定性和结构分析；红外吸收与物质浓度的关系在一定范围内服从于朗伯-比尔定律，因而它也是红外分光光度法定量的基础。

四、仪器方法背景知识

红外分光光度计分为色散型和傅里叶变换型两种。前者主要由光源、单色器（通常为光栅）、样品室、检测器、记录仪、控制和数据处理系统组成。以光栅为色散元件的红外分光光度计，以波数为线性刻度，以棱镜为色散元件的仪器，以波长为线性刻度。

傅里叶变换型红外光谱仪（简称 FT-IR）则由光学台（包括光源、干涉仪、样品室和检测器）、记录装置和数据处理系统组成，由干涉图变为红外光谱需经快速傅里叶变换。该型仪器现已成为最常用的仪器（图 2-30）。

红外光谱测定技术分两类。一类是指检测方法，如透射、衰减全反射、漫反射、光声及红外发射等；另一类是指制样技术。在药物分析中，通常测定的都是透射光谱，采用的制样技术主要有压片法、糊法、膜法、溶液法、衰减全反射法和气体吸收池法等。固体、液体、气体样品均可以测定，测定所需样品量少（mg 级），不破坏样品，可以回收。

红外光谱法测定的试样制备方法主要是压片法（药典收载品种 90% 以上用溴化钾压片法）。所用溴化钾最好是光谱纯的，至少要分析纯。将固体样品与溴化钾混合研细，转入合适模具中并压制成透明片状，然后放在红外光谱仪样品架上进行分析（图 2-31）。溴化钾（KBr）压片法广泛用于红外定性分析和结构分析。

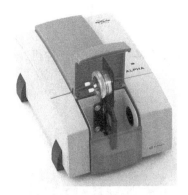

图 2-30　布鲁克 ALPHA 型傅里叶变换红外光谱仪

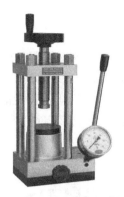

图 2-31　手动粉末压片机

五、仪器的操作规程

1. 使用前的准备　检查确认电源插座上的电压是否在规定的范围内。开除湿器，湿度须小于 70%。

2. 开机步骤

（1）按仪器后侧的电源开关，开启仪器，加电后，开始一个自检过程，约 30 秒钟。自检通过后，状态灯由红变绿。仪器加电后至少要等待 10 分钟，等电子部分和光源稳定后，才能进行测量。

（2）开启电脑，运行 OPUS 操作软件。检查电脑与仪器主机通讯是否正常。

（3）设定适当的参数，检查仪器信号是否正常，若不正常需要查找原因并进行相应的处理，正常后方可进行测量。

（4）仪器稳定后，进行测量。

3. 测量

（1）根据实验要求，设置实验参数。

（2）根据样品选择背景。

（3）测量背景谱图。

（4）准备样品（如用压片机压片或液体池等）。

（5）将样品放入样品室的光路中（如放在样品架或其他附件上）。

（6）测量样品谱图。

（7）对谱图进行相应处理。

4. 关机

（1）移走样品仓中的样品，确保样品仓清洁。

（2）按仪器后侧电源开关，关闭仪器。

（3）关闭电脑。

（4）若有必要，还需要从电源插座上拔下电源线。

六、仪器与试剂

1. 仪器　布鲁克 ALPHA 型傅里叶变换红外光谱仪，FW-4A 型粉末压片机，红外干燥器，KBr 压片模具（图 2-32），玛瑙研钵（图 2-33）。

2. 试剂　溴化钾固体（光谱纯）。

3. 药品　对乙酰氨基酚。

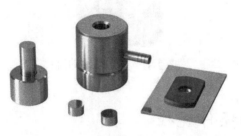

图 2-32　压片模具

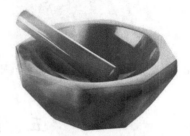

图 2-33　玛瑙研钵

七、实　施　步　骤

1. 仪器准备工作　按仪器后侧的电源开关，开启仪器，加电后，开始一个自检过程。按照上述仪器操作规程设定相关参数。

2. 压制空白片和样品片　取供试品约 3mg，置玛瑙研钵中，加入干燥的溴化钾细粉约 600mg（与供试品的比约为 200：1）作为分散剂，充分研磨混匀（200 目以下粒度小于 2μm），置于直径为 13mm 的压片模具中，使铺展均匀，抽真空约 2 分钟，加压至 15～20MPa，保持压力 2 分钟，撤去压力并放气后取出制成的供试片，目视检测，片子应呈透明状，其中样品分布应均匀，并无明显的颗粒状样品（图 2-34）。亦可采用其他直径的压模制片，样品与分散剂的用量需相应调整以制得浓度合适的片子。

3. 测定药品红外光谱图　按照上述仪器操作规程，将压制好的对乙酰氨基酚 KBr 片放入光路中。测得样品和空白片红外光谱图。扣除背景后得到供试品光谱图。

【注意事项】

（1）环境条件：红外实验室的室温应控制在 15～30℃，相对湿度应小于 65%，适当通风换气，以避免积聚过量的二氧化碳和有机溶剂蒸气。供电电压和接地电阻应符合仪器说明书要求。

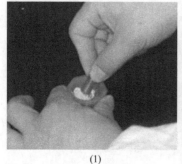

（1）

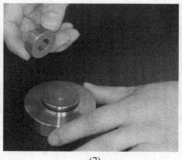

（2）

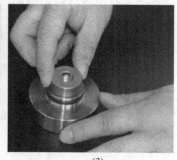

（3）

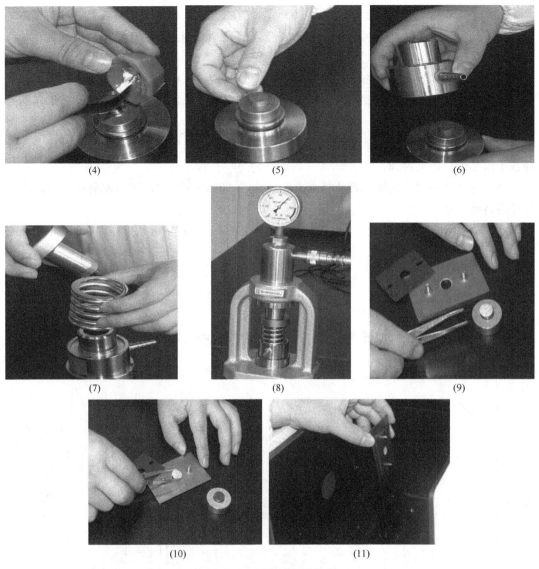

图 2-34　压片流程示意图

（2）背景补偿或空白校正：记录供试品光谱时，双光束仪器的参比光路中应置相应的空白对照物（空白盐片、溶剂或糊剂等）；单光束仪器（常见的傅里叶变换红外仪）应先进行空白背景扫描，扫描供试品后扣除背景吸收，即得供试品光谱。

（3）采用压片法时，以溴化钾最常用。若供试品为盐酸盐，可比较氯化钾压片和溴化钾压片的光谱，若二者没有区别，则使用溴化钾。所使用的溴化钾或氯化钾在中红外区应无明显的干扰吸收；应预先研细，过 200 目筛，并在 120℃干燥 4 小时后分装并在干燥器中保存备用。若发现结块，则须重新干燥。

（4）供试品研磨应适度，通常以粒度 2～5μm 为宜。供试品过度研磨有时会导致晶格结构的破坏或晶型的转化。粒度不够细则易引起光散射能量损失，使整个光谱基线倾斜，甚至严重变形。该现象在 4000～2000cm^{-1} 高频端最为明显。压片法及糊法中最易发生这种现象。

（5）压片法制成的片厚在 0.5mm 左右时，常可在光谱上观察到干涉条纹，对供试品光谱产生干扰。一般可将片厚调节至 0.5mm 以下即可减弱或避免。也可用金相砂纸将片稍微打毛以去除干扰。

（6）测定样品时的扫描速度应与波长校正的条件一致（快速扫描将使波长滞后）。制成图谱的最强吸收峰透光率应在 10% 以下，图谱的质量应符合《药品红外光谱集》的要求。

（7）压片模具及液体吸收池等红外附件，使用完后应及时擦拭干净，必要时清洗。保存在干燥器中，以免锈蚀。

（8）关于样品的纯度提取后活性成分的纯度在 90%～95% 的范围内就能基本满足制剂红外鉴别的要求。

（9）常见的外界干扰因素大气吸收。二氧化碳 $2350cm^{-1}$，$667cm^{-1}$。水汽 $3900～3300cm^{-1}$，$1800～1500cm^{-1}$。

八、数 据 处 理

解析对乙酰氨基酚红外光谱图中的各官能团的特征吸收峰，并进行标记（图 2-35）。

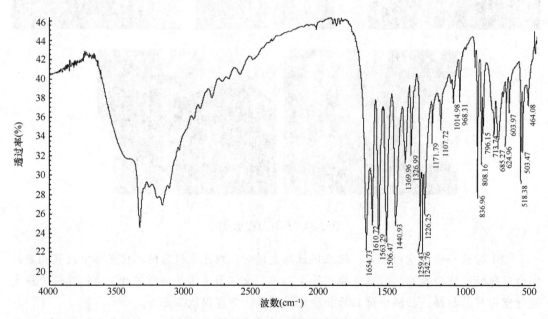

图 2-35　供试品对乙酰氨基酚红外光谱图

供试品的光谱图与《药品红外光谱集》131 对照光谱图一致，通常可判定两化合物为同一物质。也可将所测供试品光谱图与仪器自带数据库进行检索比对，得到相应结果。

红外光谱在药品分析中，主要用于定性鉴别和物相分析。定性鉴别时，主要着眼于供试品光谱与对照光谱全谱谱形的比较，即首先是谱带的有与无，然后是各谱带的相对强弱。

九、原始记录表（表2-19）

表2-19　红外鉴别原始记录

温度（℃）:　　　相对湿度（%）:

检品名称		规格	
生产批号		生产厂家	
检品数量		取样日期	年　月　日
送检部门		检验日期	年　月　日
检验依据			
仪器名称及型号		仪器编号	
扫描次数			
前处理			
试样制备方法	□压片法（□溴化钾　□氯化钾）　□糊法　□膜法 □溶液法：溶剂 _____ 池厚 ____ mm		
实验结果	□_____红外光谱图___与《药品红外光谱集》第___卷( )收载的_____的红外光谱图基本一致 □_____红外光谱图___与_____的红外光谱图基本一致 附供试品红外光谱图		
标准规定	□_____红外光谱图___应与《药品红外光谱集》第___卷（ ）收载的_____的红外光谱图基本一致 □_____红外光谱图___与_____的红外光谱图基本一致		
结论	□（均）符合规定　　□（均）不符合规定		

检验人:　　　　　　　　　　复核人:
日　期:　　　　　　　　　　日　期:

十、检验报告单（表2-20）

表2-20　检验报告单

检品名称		规格	
生产批号		生产厂家	
检品数量		取样日期	年　月　日
送检部门		检验日期	年　月　日
检验目的		报告日期	年　月　日
检验依据			

检验项目及结果

项目名称	标准规定	检验结果

结论
本品按《中国药典》（2015年版）_____部进行上述项目检验，结果_____

检验人		复核人		审核人	

十一、任务评价（表2-21）

表 2-21　红外光谱法鉴别对乙酰氨基酚任务评价

评价项目	考核技能点	分值	得分
实训准备	学习态度：学习态度端正，知识准备充分，知识点掌握牢固	5	
	资料收集：查询书籍，并充分利用图书馆资源和网上资源，会使用专业数据库	10	
	问题解决：能从影响药品检验的各个方面进行具体分析，解决问题方法得当	5	
药品红外光谱图的测量	烘干供试品，研磨试样和KBr并混合均匀	10	
	使用压片机压制空白片和样品片	15	
	设置红外光谱仪相关参数，进行光谱图测量	20	
	能对待测样品红外光谱图进行解析，完成药品鉴别工作	10	
检验记录	正确、及时记录实训的数据及现象	5	
清场	结束实训，按要求清洁仪器设备及实训台，摆放好所用药品	10	
检验报告	数据记录规范、完整、真实可靠，数据处理正确，结果准确；能全面总结工作任务完成状况，合理解释出现的问题，客观评价自身的工作状况	10	
	合计	100	

十二、思考题

1. 红外光谱法测定样品的制样方法有哪些？
2. 苯环的双取代类型有哪些？请说明相应的特征吸收峰。

项目三　药物的杂质检查

工作任务 1　碳酸氢钠原料药一般杂质的检查

一、实训目标

1. 学会氯化物、硫酸盐、铁盐、干燥失重、重金属、砷盐的检查原理。
2. 能熟练进行氯化物、硫酸盐、铁盐、干燥失重、重金属、砷盐的检查操作。
3. 能根据试验结果，作出正确的杂质限量判断。

二、质量标准

《中国药典》（2015 版）二部，碳酸氢钠质量标准如下：

碳 酸 氢 钠

Tansuanqingna

Sodium Bicarbonate

$NaHCO_3$　84.01

本品含 $NaHCO_3$ 应为 99.5%～100.5%（供注射、血液透析用），或不得少于 99.0%（供口服用）。

【性状】　本品为白色结晶性粉末；无臭；在潮湿空气中即缓缓分解；水溶液放置稍久，或振摇，或加热，碱性即增强。

本品在水中溶解，在乙醇中不溶。

【鉴别】　本品的水溶液显钠盐与碳酸氢盐的鉴别反应（通则 0301）。

【检查】

碱度　取本品 0.20g，加水 20ml 使溶解，依法测定（通则 0631），pH 应不高于 8.6。

溶液的澄清度　取本品 1.0g，加水 20ml 溶解后，溶液应澄清（供注射、血液透析用）；或与 2 号浊度标准液（通则 0902 第一法）比较，不得更浓（供口服用）。

氯化物　取本品 1.5g（供注射、血液透析用）或 0.15g（供口服用），加水溶解使成 25ml，滴加硝酸使成微酸性后，置水浴中加热除尽二氧化碳，放冷，依法检查（通则 0801），与标准氯化钠溶液 3.0ml 制成的对照液比较，不得更浓[0.002%（供注射、血液透析用）或 0.02%（供口服用）]。

硫酸盐　取本品 3.0g（供注射、血液透析用）或 0.50g（供口服用），加水溶解使成 40ml，滴加盐酸使成微酸性后，置水浴中加热以除尽二氧化碳，放冷，依法检查（通则 0802），与标准硫酸钾溶液 1.5ml 制成的对照液比较，不得更浓[0.005%（供注射、血液透析用）或 0.03%（供口服用）]。

铵盐　取本品 1.0g，加氢氧化钠试液 10ml，加热，发生的蒸气遇湿润的红色石蕊试纸不得变蓝色。

干燥失重　取本品 4.0g，置硅胶干燥器中干燥 4 小时，减失重量不得过 0.25%（通则 0831）。

铝盐　取本品 1.0g（供血液透析用）两份，分别置 100ml 聚乙烯量瓶中，小心加入硝酸 4ml，超声 30 分钟使溶解，一份用水稀释至刻度，摇匀，作为供试品溶液；另一份中加标准铝溶液[精密量取铝单元素标准溶液适量，用水定量稀释制成每 1ml 中含铝（Al）1μg 的溶液]2.0ml，用水稀释至刻度，摇匀，作为对照品溶液。以 4%硝酸溶液为空白。照原子吸收分光光度法（通则 0406 第二法），在 309.8nm 的波长处分别测定，应符合规定（0.0002%）。

铜盐　取本品 1.0g（供血液透析用）两份，分别置 100ml 聚乙烯量瓶中，小心加入硝酸 4ml，超声 30 分钟使溶解，一份用水稀释至刻度，摇匀，作为供试品溶液；另一份中加标准铜溶液[精密量取铜单元素标准溶液适量，用水定量稀释制成每 1ml 中含铜（Cu）1μg 的溶液]1.0ml，用水稀释至刻度，摇匀，作为对照品溶液。以 4%硝酸溶液为空白。照原子吸收分光光度法（通则 0406 第二法），在 324.8nm 的波长处分别测定，应符合规定（0.0001%）。

钙盐　取本品 1.0g，加水 50ml 溶解后，加氨试液 1ml 与草酸铵试液 2ml，摇匀，放置 1 小时；如发生浑浊，与标准钙溶液[精密称取碳酸钙 0.125g，置 500ml 量瓶中，加水 5ml 与盐酸 0.5ml 的混合液使溶解，并用水稀释至刻度，摇匀，每 1ml 相当于 0.1mg 的钙（Ca）1.0 ml 制成的对照液比较，不得更浓[0.01%（供注射、血液透析用）]。

铁盐　取本品 3.0g（供注射、血液透析用）或 1.0g（供口服用）加水适量溶解后，加稀硝酸使成微酸性，煮沸 1 分钟，放冷，用水稀释制成 25ml，依法检查（通则 0807），与标准铁溶液 1.5ml 制成的对照液比较，不得更深[0.0005%（供注射、血液透析用）或 0.0015%（供口服用）]。

重金属　取本品 4.0g，加稀盐酸 19ml 与水 5ml 后，煮沸 5 分钟，放冷，加酚酞指示液 1 滴，并滴加氨试液至溶液显粉红色，放冷，加醋酸盐缓冲液（pH3.5）2ml 与水适量使成 25ml，依法检查（通则 0821 第一法），含重金属不得过百万分之五。

砷盐　取本品 1.0g，加水 23ml 溶解后，加盐酸 5ml，依法检查（通则 0822 第一法），应符合规定（0.0002%）。

【含量测定】　取本品约 1g，精密称定，加水 50ml 使溶解，加甲基红-溴甲酚绿混合指示液 10 滴，用盐酸滴定液（0.5mol/L）滴定至溶液由绿色转变为紫红色，煮沸 2 分钟，冷却至室温，继续滴定至溶液由绿色变为暗紫色。每 1ml 盐酸滴定液（0.5mol/L）相当于 42.00mg 的 $NaHCO_3$。

【类别】　抗酸药。

【贮藏】　密封，在干燥处保存。

【制剂】　（1）碳酸氢钠片　（2）碳酸氢钠注射液

三、测 定 原 理

本任务的杂质限量检查，多数采用的是"对照法"，该法是指取一定量的被检杂质标准溶液和一定量供试品溶液，在相同条件下处理，比较反应结果，以判断杂质含量是否超过限量。该法的测定原理常见有以下几种。

1. 氯化物的检查原理　利用氯化物在硝酸酸性溶液中与硝酸银试液作用，生成氯化银白色浑浊，与一定量标准氯化钠溶液在相同条件下，生成的氯化银浑浊比较，以判断供试品中的氯化物是否超过了限量。

$$Cl^- + Ag^+ \xrightarrow{HNO_3} AgCl\downarrow（白色浑浊）$$

2. 硫酸盐的检查原理　利用硫酸盐在盐酸酸性溶液中与氯化钡作用，生成白色浑浊，与一定量标准硫酸钾溶液在相同条件下，生成的硫酸钡浑浊比较，以判断供试品中硫酸盐是否超过限量。

$$SO_4^{2-} + Ba^{2+} \xrightarrow{稀HCl} BaSO_4\downarrow（白色浑浊）$$

3. 铁盐的检查原理　利用铁盐在盐酸酸性溶液中与硫氰酸铵作用，生成可溶性硫氰酸铁铵配位离子，与一定量标准铁溶液用同法处理后，进行比色，以判断供试品中铁盐是否超过限量。

$$Fe^{3+} + 6SCN^- \rightleftharpoons [Fe(SCN)_6]^{3-}$$

4. 干燥失重的检查原理　干燥失重指药品在规定的条件下干燥至恒重后所减失的重量，通常以百分率表示。减失的重量主要是水分、结晶水及其他挥发性物质。

$$干燥失重(\%) = \frac{干燥至恒重后减失重量}{供试品重量} \times 100\%$$

干燥失重测定的方法常用的有常压恒温干燥法、干燥剂干燥法和减压干燥法。

（1）常压恒温干燥法：将供试品置相同条件下已干燥至恒重的扁形称量瓶中，精密称定，于烘箱内在规定温度下干燥至恒重，以减失的重量和取样量计算供试品的干燥失重（图3-1）。

本法适用于受热稳定及水分易赶除的药物。

（2）干燥剂干燥法：供试品置干燥器内（图3-2），利用干燥器内贮放的干燥剂，吸收供试品中的水分，干燥至恒重。常用的干燥剂：硅胶、浓硫酸、P_2O_5。

1）硅胶：吸水率居中，为变色硅胶，加有氯化钴（$CoCl_2$），无水氯化钴呈蓝色，吸水后含两分子结晶水而呈淡红色。105℃干燥后可恢复使用。本品价廉、方便、无腐蚀性、可重复使用，是最常用的干燥剂。

2）浓硫酸：吸水率低，有腐蚀性。

3）P_2O_5：吸水性好，不能反复使用。

本法适用于受热易分解或挥发的药物。

（3）减压干燥法：在密闭容器中抽真空后进行干燥的方法。采用减压干燥器或恒温减压干燥箱时，除另有规定外，压力应在2.67kPa（20mmHg）以下。

本法适用于熔点低、受热不稳定及水分难赶除的药物。

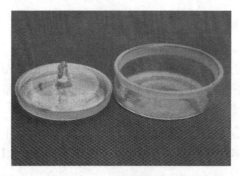

图 3-1　扁形称量瓶

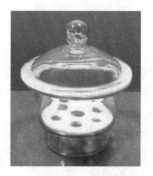

图 3-2　干燥器

5. 重金属的检查原理　重金属是指在规定实验条件下能与硫代乙酰胺、硫化钠作用显色的金属杂质。由于在药品生产过程中遇到铅的机会较多，且铅易蓄积中毒，故以铅作为重金属的代表。《中国药典》（2015 年版）四部通则中重金属检查共收载三法，本任务采用的是第一法。该法又称硫代乙酰胺法，适用于溶于水、稀酸及乙醇的药物，是大多数药物采用的检查方法。其检查原理是：硫代乙酰胺在弱酸性（pH3.5）条件下，水解产生硫化氢，与药物中微量的重金属反应，生成黄色至棕黑色的硫化物混悬液，与一定量标准铅溶液经同法处理后所呈颜色进行比较，判断供试品中重金属是否符合限量规定。

$$CH_3CSNH_2 + H_2O \longrightarrow CH_3CONH_2 + H_2S$$
$$H_2S + Pb^{2+} \xrightarrow{pH3.5} PbS \downarrow + 2H^+$$

6. 砷盐的检查原理　砷盐主要由药物生产过程中所用的无机试剂引入。砷盐有毒，必须严格控制其限量，《中国药典》（2015 年版）四部通则中砷盐检查共收载两法，本任务采用的是古蔡氏法。其检查原理是：金属锌与酸作用产生新生态氢，与药物中微量砷盐反应生成砷化氢气体（AsH₃），遇溴化汞试纸产生黄色至棕色的砷斑，与一定量的标准砷溶液在相同条件下所产生的砷斑比较，判断供试品中的砷盐是否符合限量规定。

$$As^{3+} + 3Zn + 3H^+ \longrightarrow 3Zn^+ + AsH_3$$
$$AsO_3^{3-} + 3Zn + 9H^+ \longrightarrow 3Zn^+ + 3H_2O + AsH_3$$

生成 AsH_3 气体遇溴化汞试纸产生黄色至棕色的砷斑。

$$AsH_3 + 3HgBr_2 \longrightarrow 3HBr + As（HgBr）_3（棕色）$$
$$AsH_3 + 2As（HgBr）_3 \longrightarrow 3AsH（HgBr）_2（黄色）$$
$$AsH_3 + As（HgBr）_3 \longrightarrow 3HBr + As_2Hg_3（棕黑色）$$

四、仪器与试剂

（一）仪器

万分之一电子天平、纳氏比色管（25ml、50ml）、恒温水浴锅、移液管、量筒、100ml 容量瓶、1000ml 容量瓶、扁形称量瓶、硅胶干燥器、检砷装置、乙酸铅棉花、溴化汞试纸。

（二）试剂

稀硝酸、标准氯化钠溶液、硝酸银试液、稀盐酸、标准硫酸钾溶液、25%氯化钡溶液、标准铁溶液、过硫酸铵、30%硫氰酸铵溶液、纯化水、氨试液、酚酞指示液、乙酸盐缓冲液（pH3.5）、碘化钾试液、酸性氯化亚锡试液、硫代乙酰胺试液、Zn粒、标准铅溶液、标准砷溶液。

1. **纳氏比色管** 应选择外表面无划痕，色泽一致，无瑕疵，管的内径和刻度线的高度均匀一致的质量好的玻璃比色管进行实验（图3-3）。

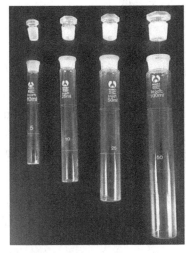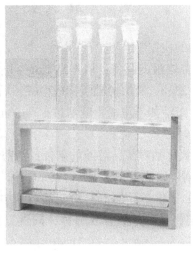

图3-3 纳氏比色管

2. **标准氯化钠溶液的制备** 称取氯化钠0.165g，置1000ml量瓶中，加水适量使溶解并稀释至刻度，摇匀，作为贮备液。临用前，精密量取贮备液10ml，置100ml量瓶中，加水稀释至刻度，摇匀，即得（每1ml相当于10μg的Cl）标准氯化钠溶液。

3. **标准硫酸钾溶液的制备** 称取硫酸钾0.181g，置1000ml量瓶中，加水适量使溶解并稀释至刻度，摇匀，即得（每1ml相当于100μg的SO_4^{2-}）标准硫酸钾溶液。

4. **标准铁溶液的制备** 称取硫酸铁铵0.863g，置1000ml量瓶中，加水溶解后，加硫酸2.5ml，用水稀释至刻度，摇匀，作为贮备液。临用前，精密量取贮备液10ml，置100ml量瓶中，加水稀释至刻度，摇匀，即得（每1ml相当于10μg的Fe）标准铁溶液。

5. **标准铅溶液的制备** 称取硝酸铅0.1599g，置1000ml量瓶中，加稀硝酸5ml与水50ml溶解后，用水稀释至刻度，摇匀，作为贮备液。

精密量取贮备液10ml，置100ml量瓶中，加水稀释至刻度，摇匀，即得（每1ml相当于10μg的Pb）。本液仅供当日使用。配制与贮存用的玻璃容器均不得含铅。

6. **标准砷溶液的制备** 称取三氧化二砷0.132g，置1000ml量瓶中，加20%氢氧化钠溶液5ml溶解后，用适量的稀硫酸中和，再加稀硫酸10ml，用水稀释至刻度，摇匀，作为贮备液。

临用前，精密量取贮备液10ml，置1000ml量瓶中，加稀硫酸10ml，用水稀释至刻度，摇匀，即得（每1ml相当于1μg的As）。

7. **溴化汞试纸的制备** 取质地较疏松的中速定量滤纸条浸入乙醇制溴化汞试液中，1小时后取出，在暗处干燥，即得。本试纸宜置棕色磨口塞玻璃瓶内保存。

制备溴化汞试纸所用滤纸的质量，对生成砷斑的色泽有影响，用定性滤纸，所显砷斑色调较暗，深浅梯度无规律；用定量滤纸质地疏松者，所显砷斑色调鲜明，呈梯度规律，因此必须选用质量较好，组织疏松的中速定量滤纸；溴化汞试纸一般宜新鲜制备。

8. 乙酸铅棉花的制备　取脱脂棉，浸入乙酸铅试液与水的等容混合液中，湿透后，沥去过多的溶液，并使之疏松，在100℃以下干燥后，贮于磨口塞玻璃瓶中备用。

五、实施步骤

1. 氯化物的检查

（1）供试品溶液的制备：取本品1.5g（供注射、血液透析用）或0.15g（供口服用），加水溶解使成25ml，滴加稀硝酸使成微酸性后，置水浴中加热除尽二氧化碳，放冷，再加稀硝酸10ml，溶液如不澄清，应滤过；置50ml纳氏比色管中，加水使成40ml，摇匀，即得供试品溶液。

（2）标准氯化钠对照品溶液的制备：精密量取标准氯化钠溶液3.0ml，置50ml纳氏比色管中，加稀硝酸10ml，加水使成40ml，摇匀，即得对照品溶液。

（3）比浊：于供试品溶液与对照品溶液中，分别加入硝酸银试液1.0ml，用水稀释使成50ml，摇匀，在暗处放置5分钟，同置黑色背景上，从比色管上方向下观察，比较，即得。

【注意事项】

（1）供试品溶液与对照品溶液应同时操作，加入试剂的顺序应一致。

（2）应注意按操作顺序进行，先制成40ml的水溶液，再加入硝酸银试液1.0ml，以免在较大浓度的氯化物下局部产生浑浊，影响比浊。

（3）应将供试品管与对照管同时置黑色台面上，自上而下观察浊度。

（4）供试品溶液与对照溶液在加入硝酸银试液后，应立即充分摇匀，以防止局部浓度过高而影响产生的浑浊；并应在暗处放置5分钟，避免光线直接照射使单质银析出。

2. 硫酸盐的检查

（1）供试品溶液的制备：取本品3.0g（供注射、血液透析用）或0.50g（供口服用），加水溶解使成40ml，滴加盐酸使成微酸性后，置水浴中加热以除尽二氧化碳，放冷，溶液如不澄清，应滤过；置50ml纳氏比色管中，加稀盐酸2ml，摇匀，即得供试品溶液。

（2）标准硫酸钾对照品溶液的制备：精密量取100μg/ml标准硫酸钾溶液1.5ml，置50ml纳氏比色管中，加水溶解使成40ml，加稀盐酸2ml，摇匀，即得对照品溶液。

（3）比浊：于供试品溶液与对照品溶液中，分别加入25%氯化钡溶液5ml，用水稀释使成50ml，充分摇匀，放置10分钟，同置黑色背景上，从比色管上方向下观察，比较，即得。

【注意事项】

（1）加入25%氯化钡溶液后，应充分摇匀，以免影响浊度。

（2）25%氯化钡溶液存放时间过久，如有沉淀析出，即不能使用，应重新配制。

3. 铁盐的检查

（1）供试品溶液的制备：取本品3.0g（供注射、血液透析用）或1.0g（供口服用），加水适量溶解后，加稀硝酸使成微酸性，煮沸1分钟，放冷，置50ml纳氏比色管中，用水稀释使成25ml，摇匀，即得供试品溶液。

（2）标准铁对照品溶液的制备：精密量取标准铁溶液 1.5ml，置 50ml 纳氏比色管中，用水稀释制成 25ml，摇匀，即得对照品溶液。

（3）比色：于供试品溶液与对照品溶液中，分别加稀盐酸 4ml，过硫酸铵 50mg，用水稀释使成 35ml 后，加 30%硫氰酸铵溶液 3ml，再加水稀释至 50ml，摇匀，显色，同置白色背景上，从比色管上方向下观察，比较，即得。

【注意事项】

（1）如果供试管与对照管色调不一致，可分别移至分液漏斗中，各加正丁醇 20ml 振摇提取，待分层后，将正丁醇层移至 50ml 纳氏比色管中，再用正丁醇稀释至 25ml，比较即得。

（2）标准铁贮备液应存放于阴凉处，存放期间如出现浑浊或其他异常情况时，不得再使用。

4. 干燥失重测定

（1）称取供试品：称取供试品 4.0g，置于与供试品同样条件下干燥至恒重的扁形称量瓶中，精密称定。

（2）干燥：将装有供试品的扁形称量瓶置硅胶干燥器中干燥 4 小时。干燥时应将瓶盖取下，置称量瓶旁，或将瓶盖半开。

（3）称重：取出称量瓶，将瓶盖盖好，精密称定其质量。求算减失重量，若未达到恒重，称量瓶放回硅胶干燥器中继续干燥 1 小时，重复上述干燥操作，直至恒重。

【注意事项】

（1）测定时手不能直接接触扁形称量瓶，应戴手套或用纸隔开。

（2）如供试品为较大的结晶，应先迅速捣碎使成 2mm 以下的小粒，才可放于扁形称量瓶中。

（3）供试品干燥时，应平铺在扁形称量瓶中，厚度不可超过 5mm，如为疏松物质，厚度不可超过 10mm。

（4）测定时常遇有几个供试品同时进行，因此称量瓶（包括瓶盖）宜先用适宜的方法编码标记，以免混淆。

（5）干燥失重在 1.0%以下的品种可只做一份，1.0%以上的品种应同时做平行实验两份。

5. 重金属检查

（1）纳氏比色管编号：取 25ml 纳氏比色管三支，编号为甲、乙、丙。

（2）甲管溶液的制备：取稀盐酸 19ml 与水 5ml 后，煮沸 5 分钟，放冷，加酚酞指示液 1 滴，并滴加氨试液至溶液显粉红色，置瓷皿中蒸干后，加乙酸盐缓冲液（pH 3.5）2ml 与水 15ml，微热溶解后，移置甲管中，加标准铅溶液一定量，再用水稀释成 25ml。

知识链接 标准铅溶液取用量的计算

根据：$L(\%) = \dfrac{C \times V}{S} \times 100\%$ 得 $V = \dfrac{L \times S}{C} \times 100\%$

由《中国药典》（2015 年版）二部碳酸氢钠的质量标准可知：

杂质限量 $L = 5 \times 10^{-6}$，供试品取用量 $S = 4.0g$，标准铅溶液浓度 $C = 10 \times 10^{-6}$，因此可计算出标准铅溶液取用量 V。

（3）乙管溶液的制备：取供试品 4.0g，加稀盐酸 19ml 与水 5ml 后，煮沸 5 分钟，放冷，加酚酞指示液 1 滴，并滴加氨试液至溶液显粉红色，放冷后移置乙管中，加乙酸盐缓冲液（pH 3.5）2ml 与水适量使成 25ml。

（4）丙管溶液的制备：丙管中加入与乙管相同重量的供试品，并按相同方法进行溶解配制，再加入与甲管相同量的标准铅溶液与乙酸盐缓冲液（pH3.5）2ml 后，加水稀释成 25ml。

（5）加显色剂，比色：在甲、乙、丙三管中分别加硫代乙酰胺试液各 2ml，摇匀，放置 2 分钟，同置白纸上自上向下透视，当丙管中显出的颜色不浅于甲管时，乙管中显出的颜色与甲管比较，不得更深。

如丙管中显出的颜色浅于甲管，应取样按第二法重新检查。

【注意事项】

（1）标准铅溶液应在临用前精密量取标准铅贮备液新鲜稀释配制，限当日使用。

（2）在检查时，标准管（甲管）、供试品管（乙管）与监测管（丙管）应平行操作，同时按顺序加入试剂，试剂加入量、操作条件等应一致。

6. 砷盐的检查

（1）检砷装置的准备：取乙酸铅棉花 60mg 撕成疏松状，每次少量，用细玻璃棒均匀地装入导气管中，松紧要适度，装管高度为 60～80mm。用镊子夹取溴化汞试纸 1 片（其大小能覆盖玻璃旋塞顶端口径而不露出平面外为宜），置旋塞顶端平面上，盖住孔径，盖上旋盖并旋紧（图 3-4）。

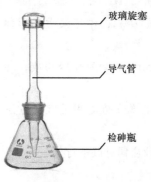

图 3-4　检砷装置

（2）标准砷斑的制备：精密量取标准砷溶液 2ml，置检砷瓶中，加盐酸 5ml 与水 21ml，再加碘化钾试液 5ml 与酸性氯化亚锡试液 5 滴，在室温放置 10 分钟后，加锌粒 2g，立即将采用上法装妥的导气管密塞于检砷瓶上，并将检砷瓶置 25～40℃水浴中，反应 45 分钟，取出溴化汞试纸，即得。

（3）供试品砷斑的制备：取供试品 1.0g，加水 23ml 溶解后，加盐酸 5ml，置检砷瓶中，照标准砷斑的制备方法自"再加碘化钾试液 5ml"起，依法操作。

（4）比色：将生成的供试品砷斑与标准砷斑比较，不得更深（图 3-5）。

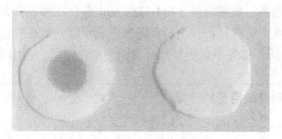

图 3-5　标准砷斑与供试品砷斑

【注意事项】

（1）制备标准砷斑时应与供试品检查同时进行。

（2）因砷斑不稳定，反应中应保持干燥及避光，并立即比较。标准砷溶液应于实验当天配制，标准砷贮备液存放时间一般不宜超过 1 年。

（3）锌粒大小影响反应速度，为使反应速度及产生砷化氢气体适宜，需选用粒径为 2mm 左右的锌粒。

（4）若供试品需经有机破坏后再行检砷，则应精密量取标准砷溶液 2ml 代替供试品，照该品种项下规定的方法处理后，依法制备标准砷斑。

六、原始记录表（表 3-1～表 3-6）

表 3-1 氯化物检查原始记录

温度（℃）： 湿度（%）：

检品名称		规格		
生产批号		生产厂家		
检品数量		取样日期	年 月 日	
送检部门		检验日期	年 月 日	
检验依据				
天平型号		仪器编号		
操作步骤	标准氯化钠溶液：含 Cl 10μg/ml 称取供试品_____g，加水溶解使成 25ml，滴加硝酸使成微酸性后，置水浴中加热除尽二氧化碳，放冷，再加稀硝酸 10ml（□溶液不澄清，滤过）；置 50ml 纳氏比色管中，加水使成约 40ml，摇匀，即得供试溶液。 另取标准氯化钠溶液_____ml，置 50ml 纳氏比色管中，加稀硝酸 10ml，加水使成 40ml，摇匀，即得对照溶液。 于供试溶液与对照溶液中，分别加入硝酸银试液_____ml，用水稀释使成 50ml，摇匀，在暗处放置 5 分钟，同置黑色背景上，从比色管上方向下观察，比较，即得。			
实测结果	□ 供试品溶液所显浊度_____于对照品溶液。 □ 其他：			
标准规定				
结论	□（均）符合规定　　　　　□（均）不符合规定			

检验人：　　　　　　　　复核人：
日　期：　　　　　　　　日　期：

表 3-2 硫酸盐检查原始记录

温度（℃）： 湿度（%）：

检品名称		规格		
生产批号		生产厂家		
检品数量		取样日期	年 月 日	
送检部门		检验日期	年 月 日	
检验依据				
天平型号		仪器编号		

续表

操作步骤	标准硫酸钾溶液：含 SO_4^{2-} 100μg/ml 称取供试品＿＿＿＿g，加水溶解使成 40ml，滴加盐酸使成微酸性后，置水浴中加热除尽二氧化碳，放冷（□溶液不澄清，滤过）；置 50ml 纳氏比色管中，加稀盐酸 2ml，摇匀，即得供试溶液。 另取标准硫酸钾溶液＿＿＿＿ml，加水溶解使成约 40ml，加稀盐酸 2ml，摇匀，即得对照品溶液。 于供试溶液与对照溶液中，分别加入 25%氯化钡溶液＿＿＿＿ml，用水稀释成 50ml，充分摇匀，放置 10 分钟，同置黑色背景上，从比色管上方向下观察，比较，即得。
实测结果	□ 供试品溶液所显浊度＿＿＿＿于对照品溶液。 □ 其他：
标准规定	
结论	□（均）符合规定　　　　□（均）不符合规定

检验人：　　　　　　　　　　　　复核人：
日　期：　　　　　　　　　　　　日　期：

表 3-3　铁检查原始记录

温度（℃）：　　　　　　湿度（%）：

检品名称		规格	
生产批号		生产厂家	
检品数量		取样日期	年　　月　　日
送检部门		检验日期	年　　月　　日
检验依据			
天平型号		仪器编号	
操作步骤	标准铁溶液：含 Fe 10 μg/ml 称取供试品＿＿＿＿g，加水适量溶解后，加稀硝酸使成微酸性，煮沸 1 分钟，放冷，置 50ml 纳氏比色管中，用水稀释使成 25ml，摇匀，即得供试品溶液。 另取标准铁溶液＿＿＿＿ml，置 50ml 纳氏比色管中，用水稀释制成 25ml，摇匀，即得对照品溶液。 于供试品溶液与对照品溶液中，分别加稀盐酸 4ml，过硫酸铵 50mg，用水稀释使成 35ml 后，加 30%硫氰酸铵溶液 3ml，再加水稀释至 50ml，摇匀，显色，同置白色背景上，从比色管上方向下观察，比较，即得。		
实测结果	□ 供试品溶液所显颜色＿＿＿＿于对照品溶液。 □ 其他：		
标准规定			
结论	□（均）符合规定　　　　□（均）不符合规定		

检验人：　　　　　　　　　　　　复核人：
日　期：　　　　　　　　　　　　日　期：

表 3-4　干燥失重检查原始记录

温度（℃）：　　　　　相对湿度（%）：

检品名称		规格	
生产批号		生产厂家	
检品数量		取样日期	年　　月　　日
送检部门		检验日期	年　　月　　日
检验依据			
天平型号		仪器编号	

续表

干燥方法	□ 常压恒温干燥法　（干燥温度：＿＿＿＿＿℃） □ 干燥剂干燥法　　（干燥剂：＿＿＿＿＿） □ 减压干燥法　　　（压力：＿＿＿＿＿kPa）			
干燥时间	＿＿＿＿＿小时至恒重			
测定编号	称量瓶恒重 W_0（g）	样品称重 W_1（g）	干燥后称重或恒重 W_2（g）	干燥后减失的重量 $W_0+W_1-W_2$（g）
计算公式	干燥失重（%）=（$W_0+W_1-W_2$）/W_1×100%			
标准规定				
结论	□（均）符合规定　　　□（均）不符合规定			

检验人：　　　　　　　　　　　　复核人：
日　期：　　　　　　　　　　　　日　期：

表 3-5　重金属检查原始记录

温度（℃）：　　　　湿度（%）：

检品名称		规格	
生产批号		生产厂家	
检品数量		取样日期	年　月　日
送检部门		检验日期	年　月　日
检验依据			
天平型号		天平编号	
温度			
标准铅溶液的制备	标准铅溶液的制备方法：称取硝酸铅＿＿＿＿＿g，置 1000ml 量瓶中，加硝酸 5ml 与水 50ml 溶解后，用水稀释至刻度，摇匀，作为贮备液。 精密量取贮备液＿＿＿＿＿ml，置 100ml 量瓶中，加水稀释至刻度，摇匀，即得。 标准铅溶液浓度：＿＿＿＿＿		
标准铅溶液取用量	计算公式：$V=\dfrac{L\times S}{C}\times100\%=$ ＿＿＿＿＿		
检验方法与操作步骤	取 25ml 纳氏比色管＿＿＿＿＿支 甲管溶液的制备：加入标准铅溶液＿＿＿＿＿ml 与乙酸盐缓冲液（pH3.5）2ml，加水稀释成 25ml。 乙管溶液的制备：加入供试品＿＿＿＿＿g，置于烧杯中，加稀盐酸 19ml 与水 5ml，煮沸 5 分钟，放冷，加酚酞指示液 1 滴，并滴加氨试液至溶液显粉红色，放冷后移置乙管中，加乙酸盐缓冲液（pH3.5）2ml 后，加水稀释成 25ml。 丙管溶液的制备：加入与乙管相同重量的供试品，并按相同方法进行溶解配制，再加入与甲管相同量的标准铅溶液与乙酸盐缓冲液（pH3.5）2ml 后，加水稀释成 25ml。 随后在上述各管中分别加入硫代乙酰胺试液各＿＿＿＿＿ml，摇匀，放置 2 分钟，同置白纸上，自上向下透视。		
实测结果	□ 丙管中所显颜色＿＿＿＿＿于甲管。 □ 乙管中显出的颜色＿＿＿＿＿于甲管。 □ 其他：		
标准规定			
结论	□（均）符合规定　　　□（均）不符合规定		

检验人：　　　　　　　　　　　　复核人：
日　期：　　　　　　　　　　　　日　期：

表3-6　砷盐检查原始记录

温度（℃）：　　　湿度（%）：

检品名称		规格	
生产批号		生产厂家	
检品数量		取样日期	年　月　日
送检部门		检验日期	年　月　日
检验依据			
天平型号		天平编号	
温度			
标准砷斑的制备	精密量取标准砷溶液＿＿＿＿ml，置检砷瓶中，加盐酸5ml与水21ml，再加碘化钾试液5ml与酸性氯化亚锡试液5滴，在室温放置10分钟后，加锌粒2g，立即将采用上法装妥的导气管密塞于检砷瓶上，将检砷瓶置＿＿＿℃水浴中，反应＿＿＿＿分钟，取出溴化汞试纸，即得。		
供试品砷斑的制备	取供试品＿＿＿＿g，加水23ml溶解后，加盐酸5ml，置检砷瓶中，加酸性氯化亚锡试液5滴，在室温放置10分钟后，加锌粒2g，立即将采用上法装妥的导气管密塞于检砷瓶上，并将检砷瓶置＿＿＿℃水浴中，反应＿＿＿＿分钟，取出溴化汞试纸，即得。		
实测结果	□ 供试品溶液所产生的砷斑颜色＿＿＿＿于标准砷斑 □ 其他：		
标准规定			
结论	□（均）符合规定　　　　　□（均）不符合规定		

检验人：　　　　　　　　　　复核人：
日　期：　　　　　　　　　　日　期：

七、检验报告单（表3-7）

表3-7　检验报告单

检品名称		规格	
生产批号		生产厂家	
检品数量		取样日期	年　月　日
送检部门		检验日期	年　月　日
检验目的		报告日期	年　月　日
检验依据			

检验项目及结果

项目名称	标准规定	检验结果

结论
本品按《中国药典》（2015年版）＿＿＿＿部进行上述项目检验，结果＿＿＿＿

检验人		复核人		审核人	

八、任务评价（表3-8）

表3-8 碳酸氢钠原料药一般杂质检查任务评价

项目	考核内容	分值	得分
准备工作	提前查阅资料，实训相关知识准备充分。试剂及设备选用合理，能设计实训操作流程	3	
	检查所需仪器、试剂是否完整	3	
纳氏比色管的操作	会正确选择平行的纳氏比色管	3	
	会正确洗涤纳氏比色管	3	
	会由上至下正确观察比较纳氏比色管中的浊度或颜色	3	
氯化物的检查	会正确制备供试品溶液	3	
	会正确进行对照品溶液的制备	3	
	会对试验结果进行判断	3	
硫酸盐的检查	会正确制备供试品溶液	3	
	会正确进行对照品溶液的制备	3	
	会对试验结果进行判断	3	
铁盐的检查	会正确制备供试品溶液	3	
	会正确进行对照品溶液的制备	3	
	会对试验结果进行判断	3	
干燥失重测定	扁形瓶是否干燥至恒重	3	
	操作过程中手是否直接接触扁形称量瓶	3	
	供试品颗粒是否为小颗粒，并平铺在扁形称量瓶中	3	
	会正确判断供试品是否干燥至恒重	5	
	会正确计算干燥失重（%）	5	
重金属检查	会正确计算标准铅溶液的取用量	5	
	会正确进行对照品溶液的制备	3	
	会对甲、乙、丙管的试验结果进行正确判断	5	
砷盐检查	检砷装置安装正确	5	
	会正确进行对照品溶液的制备	3	
	会对砷斑结果进行正确判断	3	
检验记录	正确、及时记录实训的数据及现象	5	
清场	结束实训，按要求清洁仪器设备及实训台，摆放好所用药品	5	
检验报告	会正确进行数据处理，出具检验报告	5	
	合计	100	

九、知识拓展

（一）重金属检查

重金属检查在《中国药典》（2015 年版）中共收载有三种方法，除本任务采用的"第一法"外，还包括"第二法 炽灼后的硫代乙酰胺法"、"第三法 硫化钠法"。具体如下。

1. 第二法，炽灼后的硫代乙酰胺法 第二法适用于含芳环、杂环及不溶于水、稀酸及乙醇的有机药物。本法是先将供试品炽灼破坏，使与有机分子结合的重金属游离，再按第一法检查。其操作方法如下。

（1）乙管（供试品管）的制备

1）取各品种项下规定量的供试品，按炽灼残渣检查法（通则 0841）进行炽灼处理，然后取遗留的残渣；或直接取炽灼残渣项下遗留的残渣；加硝酸 0.5ml，蒸干，至氧化氮蒸气除尽后，放冷，加盐酸 2ml，置水浴上蒸干后加水 15ml，滴加氨试液至酚酞指示液显微粉红色，再加乙酸盐缓冲液（pH3.5）2ml，微热溶解后，移至乙管中，加水稀释成 25ml。

2）如供试品为溶液，则取各品种项下规定量的溶液，蒸发至干，再按上述"方法 1"依法操作至"移至乙管中，加水稀释成 25ml"。

3）如不取炽灼残渣项下遗留的残渣，可取供试品一定量，缓缓炽灼至完全炭化，放冷，加硫酸 0.5～1ml，使恰湿润，用低温加热至硫酸除尽后，加硝酸 0.5ml，蒸干，至氧化氮蒸气除尽后，放冷，在 500～600℃炽灼使完全灰化，放冷，按上述"方法 1"自"……放冷，加盐酸 2ml……"起，依法操作至"移至乙管中，加水稀释成 25ml"。

（2）甲管（对照品管）的制备：另取配制供试品溶液的试剂，置瓷皿中蒸干后，加乙酸盐缓冲液（pH3.5）2ml 与水 15ml，微热溶解后，移置纳氏比色管中，加标准铅溶液一定量，再用水稀释成 25ml，作为甲管。

（3）比色：在甲、乙两管中分别加硫代乙酰胺试液各 2ml，摇匀，放置 2 分钟，同置白纸上，自上向下透视，乙管中显出的颜色与甲管比较，不得更深。

2. 第三法，硫化钠法　第三法适用于溶于碱而不溶于稀酸，或在稀酸中即生成沉淀的药物。所用显色剂为硫化钠，是利用 Pb^{2+} 与 S^{2-} 在碱性条件下生成 PbS 黄色至棕黑色的混悬液，与一定量标准铅溶液经同法处理后所显颜色进行比较来检查重金属限量。其操作方法如下。

（1）编号：取 25ml 纳氏比色管两支，编号为甲、乙。

（2）乙管（供试品管）的制备：除另有规定外，取规定量的供试品置乙管中，加氢氧化钠试液 5ml 使溶解，再加水稀释使成 25ml。

（3）甲管（对照品管）的制备：取一定量的标准铅溶液置甲管中，加氢氧化钠试液 5ml 并加水使成 25ml。

（4）比色：在甲、乙两管中分别加硫化钠试液 5 滴，摇匀，同置白纸上，自上向下透视，乙管中显出的颜色与甲管比较，不得更深。

（二）砷盐检查

《中国药典》（2015 年版）收载的第二种砷盐检查法为"二乙基二硫代氨基甲酸银法"。该法是利用金属锌与酸作用产生新生态氢，与微量砷盐反应生成具有挥发性的砷化氢，还原二乙基二硫代氨基甲酸银，产生红色的胶态银，与同条件下定量的标准砷溶液所呈色进行目视比色，或在 510nm 波长处测定吸收度进行比较，以控制砷盐的限量。其操作方法如下。

1. 检砷装置的搭建　于导气管中装入乙酸铅棉花 60mg（装管高度约 80mm），并于磨口试管中精密加入二乙基二硫代氨基甲酸银试液 5ml（图 3-6）。

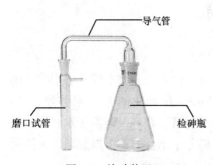

图 3-6　检砷装置

2. 标准砷溶液的制备　精密量取标准砷溶液 2ml，置检砷瓶中，加盐酸 5ml 与水 21ml，再加碘化钾试液 5ml 与酸性氯化亚锡试液 5 滴，室温放置 10 分钟，加锌粒 2g，立即将导气管与检砷瓶密塞，使生成的砷化氢气体导入磨口试管中，并将检砷瓶置 25～40℃水浴中反应 45 分钟，取出磨口试管，添加三氯甲烷至刻度，混匀，即得。

若供试品需经有机破坏后再行检砷，则应取标准砷溶液代替供试品，照各品种项下规定的方法同法处理后，依法制备标准砷斑。

3. 供试品砷溶液的制备　取各品种项下规定方法制成的供试品溶液，置检砷瓶中，照标准砷对照液的制备，自"再加碘化钾试液 5ml"起，依法操作。

4. 结果判断　可以采用两种方法对反应结果进行判断：一种是将所得溶液与标准砷对照液同置白色背景上，从磨口试管上方向下观察，比较，所得溶液的颜色不得比标准砷对照液更深。另一种是将所得溶液转移至 1cm 吸收池中，照紫外-可见分光光度法（通则 0401）在 510nm 波长处以二乙基二硫代氨基甲酸银试液作空白，测定吸光度，与标准砷对照液按同法测得的吸光度比较，即得。

（三）杂质限量检查方法

杂质限量检查法包括对照法、灵敏度法和比较法三种方法。

1. 对照法　是指取一定量的待检杂质对照品配成的对照溶液，与一定量供试品配成的供试品溶液，在相同条件下处理，比较反应结果，如比较两者的颜色或浊度等，以确定杂质含量是否超过限量。此法要求操作过程中必须遵循平行原则。本任务除干燥失重外，均采用的是对照法进行杂质限量检查。

2. 灵敏度法　是指在供试品溶液中加入一定量的试剂，在规定条件下反应，不得出现正反应。即以检测条件下的反应灵敏度来控制杂质限量。

例如，纯化水中检查氯化物，在 50ml 纯化水中加入硝酸 5 滴和硝酸银 1ml，要求不得发生浑浊；碳酸氢钠的铵盐检查，取本品 1.0g，加氢氧化钠试液 10ml，加热，发生的蒸气遇湿润的红色石蕊试纸不得变蓝色。

3. 比较法　是指取一定量供试品，在规定条件下测定待检杂质的特定参数（如吸光度、旋光度、pH 等），与规定限量比较，不得更大。该法不需要对照物质。

如硫酸阿托品中莨菪碱的检查：取本品加水制成每 1ml 中含 50mg 的溶液，依法测定旋光度不得超过 -0.40°。

工作任务 2　氯化钠注射液 pH 的测定

一、实　训　目　标

1. 了解 pH 测定的基本原理。
2. 学会两点校正法对 pH 计进行校正。
3. 能进行药物 pH 测定的基本操作。

二、质　量　标　准

《中国药典》（2015 版）二部，氯化钠注射液的质量标准如下：

氯化钠注射液
Lühuana Zhusheye
Sodium Chloride Injection

本品为氯化钠的等渗灭菌水溶液。含氯化钠（NaCl）应为 0.850%～0.950%（g/ml）。

【性状】　本品为无色的澄明液体。

【鉴别】　本品显钠盐与氯化物鉴别（1）的反应（通则 0301）。

【检查】　pH　应为 4.5～7.0（通则 0631）。

重金属　取本品 50ml，蒸发至约 20ml，放冷，加醋酸盐缓冲液（pH 3.5）2ml 与水适量使成 25ml，依法检查（通则 0821 第一法），含重金属不得过千万分之三。

渗透压摩尔浓度　取本品，依法检查（通则 0632），渗透压摩尔浓度应为 260～320mOsmol/kg。

细菌内毒素　取本品，依法检查（通则 1143），每 1ml 中含内毒素的量应小于 0.50EU。

无菌　采用薄膜过滤法处理，以金黄色葡萄球菌为阳性对照菌，依法检查（通则 1101），应符合规定。

其他　应符合注射剂项下有关的各项规定（通则 0102）。

【含量测定】　精密量取本品 10ml，加水 40ml、2%糊精溶液 5ml、2.5%硼砂溶液 2ml 与荧光黄指示液 5～8 滴，用硝酸银滴定液（0.1mol/L）滴定。每 1ml 硝酸银滴定液（0.1mol/L）相当于 5.844mg 的 NaCl。

【类别】　同氯化钠。

【规格】　（1）2ml：18mg　（2）5ml：45mg　（3）10ml：90mg　（4）20ml：180mg　（5）50ml：0.45g　（6）100ml：0.9g　（7）200ml：1.8g　（8）250ml：2.25g　（9）300ml：2.7g　（10）500ml：4.5g　（11）1000ml：9g

【贮藏】　密闭保存。

三、测　定　原　理

pH 定义为水溶液中氢离子活度（α_{H^+}）的负对数，即 pH＝$-lg\alpha_{H^+}$，也就是通常意义上溶液酸碱程度的衡量标准。pH 越趋向于 0 表示溶液酸性越强，反之，越趋向于 14 表示溶液碱性越强，在常温下，pH7 的溶液为中性溶液。

pH 是水溶液中氢离子活度的表示方法。但氢离子活度却难以由实验准确测定。为实用方便，溶液的 pH 值规定为由下式测定：

$$pH = pH_s - \frac{E - E_s}{k}$$

式中，E 为含有待测溶液（pH）的原电池电动势，V；E_s 为含有标准缓冲液（pH_s）的原电池电动势，V；k 为与温度（t，℃）有关的常数，$k=0.05916+0.000198（t-25）$

四、仪器方法背景知识

pH 计,又称为酸度计。一种常用的仪器设备,主要用于精密测量液体介质的酸碱度值,配上相应的离子选择电极也可以测量离子电极电位 MV 值,广泛应用于医药、工业、农业、科研、环保等领域。

1. pH 计的类型

(1) 笔式 pH 计:主要用于代替 pH 试纸的功能,具有精度低、使用方便的特点 (图 3-7)。

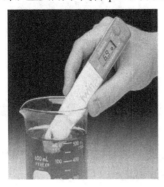
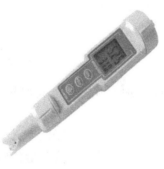

图 3-7　笔式 pH 计

(2) 便携式 pH 计:主要用于现场和野外测方式,要求较高的精度和完善的功能 (图 3-8)。

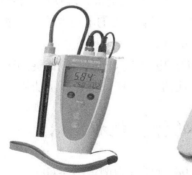
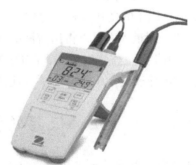

图 3-8　便携式 pH 计

(3) 工业 pH 计:用于工业流程的连续测量,不仅要有测量显示功能,还要有报警和控制功能,以及安装、清洗、抗干扰等问题的考虑 (图 3-9)。

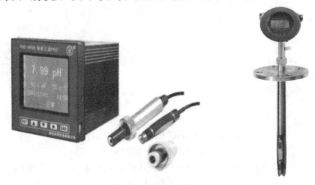

图 3-9　工业 pH 计

（4）实验室 pH 计：一种台式高精度分析仪表，精度高、功能全，包括打印输出、数据处理等（图 3-10）。

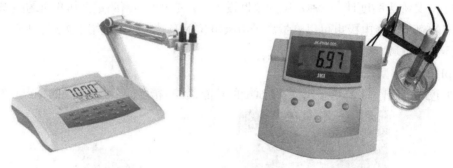

图 3-10　实验室 pH 计

2. pH 计的组成　pH 计由复合电极和电流计组成。其中复合电极由参比电极和指示电极构成。

（1）参比电极：对溶液中氢离子活度无响应，具有已知和恒定的电极电位的电极。基本功能是维持一个恒定的电位，作为测量各种偏离电位的对照。

参比电极有硫酸亚汞电极、甘汞电极和银/氯化银电极等几种。最常用的是甘汞电极和银/氯化银电极。

（2）指示电极：一般来说 pH 的指示电极都是玻璃电极，玻璃电极的功能是对溶液中的氢离子响应，以氢离子的变化反映出电位差。玻璃电极的电位取决于待测溶液的 pH，因此通过对电位的变化测量，就可以得出溶液的 pH。

（3）电流计：用于测量整体电位的，它能在电阻极大的电路中捕捉到微小的电位变化，并将这个变化通过电流表显示出来，为了方便读数，pH 计都有显示功能。

五、仪器的操作规程

1. 仪器组成　以上海雷磁 pHS-3C 型（08）pH 计为例（图 3-11）。

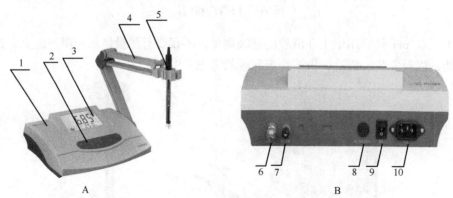

A　　　　　　　　　　　　　　　　B

图 3-11　pHS-3C 型（08）pH 计组成

A. 前面观；B. 后面观

1. 机箱；2. 键盘；3. 显示屏；4. 多功能电极架；5. E-201-C 型 pH 复合电极；6. 测量电极插座；7. 参比电极接口；8. 保险丝；9. 电源开关；10. 电源插座

2. 开机前的准备

（1）将多功能电极架插入多功能电极架插座中，并拧好。

（2）将 pH 复合电极安装在电极架上。

（3）将 pH 复合电极下端的电极保护套拔下，并且拉下电极上端的橡皮套使其露出上端小孔。

（4）用纯化水清洗电极，并用滤纸将水擦干。

3. 连接电源线 通电预热 0.5 小时后，取下短路电极，换上复合电极，并打开仪器开关。待仪器进入测量状态，显示当前的电位值或者 pH，在测量状态下，如果显示当前为电位值，可按"mV/pH"键切换为 pH，如图 3-12 所示。

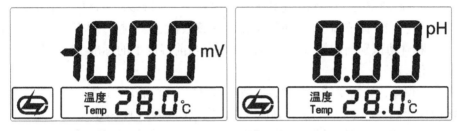

图 3-12　仪器测量界面

4. 两点标定

（1）选择两种标准缓冲液：按各品种项下的规定，选择两种标准缓冲液（pH 相差约 3 个单位），使供试液的 pH 处于二者之间（表 3-9）。

表 3-9　常见标准缓冲溶液的 pH

温度（℃）	草酸三氢钾	邻苯二甲酸氢钾	磷酸盐	硼砂	氢氧化钙
0	1.67	4.01	6.98	9.64	13.43
5	1.67	4.00	6.95	9.40	13.21
10	1.67	4.00	6.92	9.33	13.00
15	1.67	4.00	6.90	9.28	12.81
20	1.68	4.00	6.88	9.23	12.63
25	1.68	4.00	6.86	9.18	12.45
30	1.68	4.01	6.85	9.14	12.29
35	1.69	4.02	6.84	9.10	12.13
40	1.69	4.03	6.84	9.07	11.98
45	1.70	4.04	6.83	9.04	11.84
50	1.71	4.06	6.83	9.01	11.71
55	1.72	4.08	6.83	8.99	11.57
60	1.72	4.09	6.84	8.96	11.45

（2）校正（定位）：在仪器的测量状态下，选择与供试液 pH 较接近的标准缓冲液进行校正（定位）。把用纯化水清洗过的电极插入该标准缓冲溶液中；用温度计测出其温度值，按"温度△"或"温度▽"键调节温度显示值，使温度显示与所测温度一致，按"确认"

键，完成当前温度的设置；稍后，待读数稳定，按"定位"键，使仪器读数与该标准缓冲溶液标示 pH 一致；然后按"确认"键完成定位，仪器返回测量状态（图 3-13）。

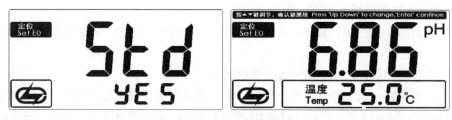

图 3-13   定位界面

（3）核对（调斜率）：再次清洗电极并插入另外一个标准缓冲溶液中，用温度计测出其温度值，同上述（2）调节温度显示值；稍后，待读数稳定后，按"斜率"键，然后按"确认"键，仪器自动识别当前标准缓冲溶液并显示当前温度下的标准 pH，误差应不大于 ±0.02pH 单位。

如大于此偏差，则需要按"斜率△"或"斜率▽"键调节显示值，使仪器读数与该标准缓冲溶液标示 pH 一致，然后按"确认"键，完成调斜率（图 3-14）。

重复上述定位与调斜率操作，直至不需调节仪器，读数与两标准缓冲液的标示 pH 相差不大于 ±0.02 pH 单位。

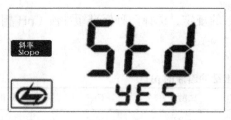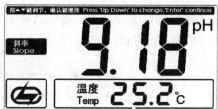

图 3-14   调斜率界面

5. 供试品溶液 pH 的测定   经标定过的仪器，即可用来测量供试品溶液，供试品溶液与标定溶液温度是否相同，所引起的测量步骤也有所不同。具体操作步骤如下。

（1）供试品溶液与定位溶液温度相同时，测量步骤如下。

1）用纯化水清洗电极头部，再用供试品溶液清洗一次。

2）把电极浸入供试品溶液中，用玻璃棒搅拌溶液，使溶液均匀，在显示屏上读出溶液的 pH。

（2）供试品溶液和定位溶液温度不同时，测量步骤如下。

1）用纯化水清洗电极头部，再用供试品溶液清洗一次。

2）用温度计测出供试品溶液的温度值。

3）按"温度"键，使仪器显示为供试品溶液温度值，然后按"确认"键。

4）把电极插入供试品溶液内，用玻璃棒搅拌溶液，使溶液均匀后读出该溶液的 pH。

6. 测量结束，关机   用纯化水清洗电极头部并擦干，及时将电极保护套套上，电极套内应放少量外参比补充液（3mol/L 氯化钾溶液），以保持电极球泡的湿润，切忌浸泡在纯化水中。最后将短路插头插入插座，防止灰尘及水汽浸入。

六、仪器与试剂

1. 仪器　上海雷磁 pHS-3C 型（08）pH 计。

2. 试剂　标准 pH 缓冲溶液 pH 6.86（磷酸盐）、pH 4.00（邻苯二甲酸氢钾）、纯化水。

七、实 施 步 骤

1. 选择和配制两种标准缓冲液　查阅常见标准缓冲溶液的 pH（表 13-1），选择 25℃下，pH 6.86 的磷酸盐和 pH 4.00 的邻苯二甲酸氢钾的两种标准缓冲溶液（图 3-15）。

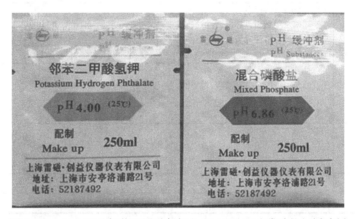

图 3-15　pH 4.00（邻苯二甲酸氢钾）和 pH 6.86（磷酸盐）缓冲剂

配制方法如下：剪开 pH 缓冲剂的塑料袋，将粉末倒入 250ml 容量瓶中，用少量新沸并放冷的纯化水冲洗塑料袋内壁，将洗涤液转移至容量瓶中，并用新沸并放冷的纯化水稀释到刻度，摇匀，转移至试剂瓶中并贴好标签。整个操作在 25℃的恒温水浴锅中进行。

2. 按 pH 计操作规程进行操作　选择 pH 6.86 的磷酸盐标准缓冲溶液进行定位，选择 pH 4.00 的邻苯二甲酸氢钾标准缓冲溶液调斜率。

3. 结束清场。

【注意事项】

（1）仪器不使用时要将短路插头插入插座。

（2）配制标准缓冲液与供试液用水，应是新沸放冷除去二氧化碳的纯化水（pH 5.5～7.0），并应尽快使用，以免二氧化碳重新溶入，造成测定误差。

（3）标准缓冲液最好新鲜配制，在抗化学腐蚀、密闭的容器中一般可保存 2～3 个月，如发现有浑浊、发霉或沉淀等现象，不能继续使用。

（4）玻璃电极的球膜极易破损，应避免与硬物接触。

（5）每次更换标准缓冲液或供试液之前，均应用水或该溶液充分淋洗电极，然后用滤纸吸干，再将电极浸入该溶液进行测定。

（6）测量结束，及时将电极保护瓶套上，电极套内应放少量外参比补充液（3mol/L 氯化钾溶液），切忌浸泡在纯化水中。

八、数据处理（表 3-10）

表 3-10　pH 测定原始记录

温度（℃）：　　　相对湿度（%）：

检品名称		规格	
生产批号		生产厂家	
检品数量		取样日期	年　月　日
送检部门		检验日期	年　月　日
检验依据			
仪器名称及型号		仪器编号	
天平型号		仪器编号	
pH 计校正	两点校正用缓冲液： □ 邻苯二甲酸氢钾标准缓冲液（温度：_____℃　pH=_____） □ 磷酸盐标准缓冲液（温度：_____℃　pH=_____） □ 其他 核对用缓冲液： □ 邻苯二甲酸氢钾标准缓冲液（温度：_____℃　pH=_____） □ 磷酸盐标准缓冲液（温度：_____℃　pH=_____） □ 其他		
供试品溶液实测结果	编号　　　　　　　　　　　　测得 pH		
标准规定			
结论	□（均）符合规定　　　□（均）不符合规定		

检验人：　　　　　　　　　复核人：
日　期：　　　　　　　　　日　期：

九、检验报告单（表 3-11）

表 3-11　检验报告单

检品名称		规格	
生产批号		生产厂家	
检品数量		取样日期	年　月　日
送检部门		检验日期	年　月　日
检验目的		报告日期	年　月　日
检验依据			

检验项目及结果

项目名称	标准规定	检验结果

结论
本品按《中国药典》（2015 年版）_____部进行上述项目检验，结果_____

检验人		复核人		审核人	

十、任务评价（表 3-12）

表 3-12　氯化钠注射液 pH 测定任务评价

项目	考核内容	分值	得分
准备工作	按要求穿好白大衣进入实训室	1	
	检查 pH 计各部件是否完好	1	
	正确组装 pH 计	3	
	连接电源预热仪器 0.5 小时以上	2	
	开机	3	
测量操作	是否正确选择两种标准缓冲溶液	5	
	配制标准缓冲溶液的操作方法正确	5	
	清洗电极，并用滤纸擦干	5	
	定位操作	10	
	斜率操作	10	
	氯化钠注射液 pH 测定操作	20	
记录	记录测量数据	15	
	测量时间（不超过 25 分钟）	10	
结束工作	测量结束，关机	2	
	清洗电极并套上电极套	2	
	清洗、还原、台面卫生、整齐	2	
	仪器完好情况	2	
	填写使用记录	2	
	合计	100	

十一、任务拓展

电极老化的处理方法：

pH 计玻璃电极的老化与胶层结构渐进变化有关。旧电极响应迟缓，膜电阻高，斜率低。用氢氟酸浸蚀掉外层胶层，经常能改善电极性能。

解决方法为电极活化：老化的电极可浸泡在 1mol/L 乙酸和 1mol/L 氯化钾的混合溶液（1：1）中，活化 10 分钟后取出清洗干净。老化情况不严重的电极，可浸泡在蒸馏水或 0.1mol/L 稀盐酸中活化 24 小时。

工作任务 3　气相色谱法检查藿香正气水中的乙醇量

一、实训目标

1. 熟悉气相色谱仪的构成及各部分的参数设置。
2. 学会操作气相色谱仪。

3. 学会运用气相色谱法计算药物中有效成分的含量。

二、质　量　标　准

《中国药典》（2015 年版）一部，藿香正气水的质量标准如下：

藿香正气水
Huoxiang Zhengqi Shui

【处方】　苍术 160g　陈皮 160g　厚朴（姜制）160g　白芷 240g　茯苓 240g　大腹皮 240g　生半夏 160g　甘草浸膏 20g　广藿香油 1.6ml　紫苏叶油 0.8ml

【制法】　以上十味，苍术、陈皮、厚朴、白芷分别用 60%乙醇作溶剂，浸渍 24 小时后进行渗漉，前三种各收集初漉液 400ml，后一种收集初漉液 500ml，备用，继续渗漉，收集续漉液浓缩后并入初漉液中。茯苓加水煮沸后 40℃温浸二次，第一次 3 小时，第二次 2 小时，取汁；生半夏用冷水浸泡，每 8 小时换水一次，泡至透心后，另加干姜 13.5g，加水煎煮二次，第一次 3 小时，第二次 2 小时；大腹皮加水煎煮 3 小时，甘草浸膏打碎后水煮化开；合并上述提取液，滤过，滤液浓缩至适量。广藿香油、紫苏叶油用乙醇适量溶解。合并以上溶液，混匀，用乙醇与水适量调整乙醇含量，并使全量成 2050ml，静置，滤过，灌装，即得。

【性状】　本品为深棕色的澄清液体（贮存略有沉淀）；味辛、苦。

【鉴别】　（1）取本品 20ml，用环己烷振摇提取 2 次，每次 25ml，合并环己烷液，低温蒸干，残渣加环己烷 1ml 使溶解。作为供试品溶液。另取苍术对照药材 0.5g，加环己烷 2ml，超声处理 15 分钟，滤过，滤液作为对照药材溶液。照薄层色谱法（通则 0502）试验，吸取上述供试品溶液 8μl、对照药材溶液 5μl，分别点于同一硅胶 G 薄层板上，以石油醚（60～90℃）-乙酸乙酯（20：1）为展开剂，展开，取出，晾干，喷以 5%的对二甲氨基苯甲醛 10%硫酸乙醇溶液，加热至斑点显色清晰。供试品色谱中，在与对照药材色谱相应的位置上，显相同颜色的斑点。

（2）取本品 20ml，用石油醚（30～60℃）振摇提取 2 次。每次 25ml，石油醚液备用；水溶液用乙酸乙酯振摇提取 3 次，每次 20ml，合并乙酸乙酯液，蒸干，残渣加甲醇 2ml 使溶解。作为供试品溶液。另取陈皮对照药材 1g，加甲醇 20ml，超声处理 30 分钟，滤过，滤液蒸干，残渣加甲醇 1ml 使溶解，作为对照药材溶液。再取橙皮苷对照品，加甲醇制成饱和溶液，作为对照品溶液。照薄层色谱法（通则 0502）试验，吸取上述三种溶液各 50μl，分别点于同一硅胶 G 薄层板上，以乙酸乙酯-甲醇-水（100：17：10）为展开剂，展开，取出，晾干，喷以 5%三氯化铝乙醇溶液，加热 5 分钟，置紫外光灯（365nm）下检视。供试品色谱中，在与对照药材色谱和对照品色谱相应的位置上，显相同颜色的荧光斑点。再喷以 5%香草醛硫酸溶液，加热至斑点显色清晰。供试品色谱中，在与对照药材色谱和对照品色谱相应的位置上，显相同颜色的斑点。

（3）取〔鉴别〕（2）项下的石油醚提取液，低温蒸干，残渣加乙酸乙酯 1ml 使溶解，作为供试品溶液。另取厚朴酚对照品、和厚朴酚对照品，分别加甲醇制成每 1ml 含 1mg 的溶液，作为对照品溶液。照薄层色谱法（通则 0502）试验，吸取上述三种溶液各分别点于同一硅胶 G 薄层板上，以石油醚（60～90℃）-乙酸乙酯-甲酸（85：15：2）为展开剂，展开，取出，晾干，喷以 5%香草醛硫酸溶液，加热至斑点显色清晰。供试品色谱中，在与对照品色谱相应的位置上，显相同颜色的斑点。

（4）取百秋李醇对照品，加乙酸乙酯制成每 1ml 含 2mg 的溶液，作为对照品溶液。照薄层色谱法（通则 0502）试验，取〔鉴别〕（3）项下的供试品溶液 6µl、上述对照品溶液 2µl，分别点于同一硅胶 G 薄层板上，以石油醚（60～90℃）-乙酸乙酯-甲酸（85：15：2）为展开剂，展开，取出，晾干，喷以 5% 香草醛硫酸溶液，加热至斑点显色清晰。供试品色谱中，在与对照品色谱相应的位置上，显相同颜色的斑点。

（5）取白芷对照药材 0.5g，加乙醚 10ml 浸渍 1 小时，不断振摇，滤过，滤液挥干，残渣加乙酸乙酯 1ml 使溶解，作为对照药材溶液。另取欧前胡素对照品、异欧前胡素对照品，加乙酸乙酯制成每 1ml 各含 1mg 的混合溶液，作为对照品溶液。照薄层色谱法（通则 0502）试验，吸取〔鉴别〕（3）项下的供试品溶液、上述对照药材溶液和对照品溶液各分别点于同一硅胶 G 薄层板上，以石油醚（30～60℃）-乙醚（3：2）为展开剂，展开，取出，晾干，置紫外光灯（365nm）下检视。供试品色谱中，在与对照药材色谱和对照品色谱相应的位置上，显相同颜色的荧光斑点。

（6）取本品 30ml，蒸至无醇味，用乙醚振摇提取 2 次，每次 10ml，弃去乙醚液，用正丁醇振摇提取 3 次，每次 10ml，合并正丁醇提取液，用水洗涤 2 次，每次 10ml，弃去水液，正丁醇液蒸干，残渣加甲醇 2ml 使溶解，作为供试品溶液。另取甘草对照药材 1g，加乙醚 20ml，加热回流 15 分钟，滤过，弃去乙醚液，药渣挥干溶剂，加甲醇 20ml，超声处理 30 分钟，滤过，滤液蒸干，残渣加水 20ml 使溶解，用正丁醇振摇提取 3 次，同法制成对照药材溶液。再取甘草酸铵对照品，加甲醇制成每 1ml 含 2mg 的溶液，作为对照品溶液。照薄层色谱法（通则 0502）试验，吸取上述三种溶液各 4µl，分别点于同一硅胶 GF$_{254}$ 薄层板上，以正丁醇-甲醇-氨溶液（8→10）（5：1.5：2）为展开剂，展开，取出，晾干，置紫外光灯（254nm）下检视。供试品色谱中，在与对照药材色谱和对照品色谱相应的位置上，显相同颜色的斑点。

【检查】

乙醇量　应为 40%～50%（通则 0711）。

装量　取供试品 5 支，将内容物分别倒入经校正的干燥量筒内，在室温下检视，每支装量与标示装量相比较，少于标示装量的不得多于 1 支，并不得少于标示装量的 95%。

其他　应符合酊剂项下有关的各项规定（通则 0120）。

【含量测定】

厚朴　照高效液相色谱法（通则 0512）测定。

色谱条件与系统适用性试验　以十八烷基硅烷键合硅胶为填充剂；以甲醇-乙腈-水（40：20：40）为流动相；检测波长 294nm。理论板数按厚朴酚峰计算应不低于 5000。

对照品溶液的制备　取厚朴酚对照品、和厚朴酚对照品适量，精密称定，分别加甲醇制成每 1ml 含厚朴酚 0.2mg、和厚朴酚 0.1mg 的溶液，即得。

供试品溶液的制备　精密量取本品 5ml，加盐酸 2 滴，用三氯甲烷振摇提取 3 次，每次 10ml，合并三氯甲烷液，蒸干，残渣用甲醇溶解并转移至 10ml 量瓶中，加甲醇至刻度，摇匀，精密量取 5ml，置 10ml 量瓶中，加甲醇至刻度，摇匀，滤过，取续滤液，即得。

测定法　分别精密吸取对照品溶液与供试品溶液各10μl，注入液相色谱仪，测定，即得。

本品每1ml含厚朴以厚朴酚（$C_{18}H_{18}O_2$）及和厚朴酚（$C_{18}H_{18}O_2$）总量计，不得少于0.58mg。

陈皮　照高效液相色谱法（通则0512）测定。

色谱条件与系统适用性试验　以十八烷基硅烷键合硅胶为填充剂；以乙腈-0.05mol/L磷酸二氢钠溶液（用磷酸调节pH值至3.0）（20∶80）为流动相；检测波长为284nm。理论板数按橙皮苷峰计算应不低于5000。

对照品溶液的制备　取橙皮苷对照品适量，精密称定，加甲醇制成每1ml含60μg的溶液，即得。

供试品溶液的制备　精密量取本品10ml置25ml量瓶中，加50%乙醇适量，振摇，用50%乙醇稀释至刻度，摇匀，滤过，取续滤液，即得。

测定法　分别精密吸取对照品溶液与供试品溶液各10μl，注入液相色谱仪，测定，即得。

本品每1ml含陈皮以橙皮苷（$C_{28}H_{34}O_{15}$）计，不得少于0.18mg。

【功能与主治】　解表化湿，理气和中。用于外感风寒、内伤湿滞或夏伤暑湿所致的感冒，症见头痛昏重、胸膈痞闷、脘腹胀痛、呕吐泄泻；胃肠型感冒见上述证候者。

【用法与用量】　口服。一次5～10ml，一日2次，用时摇匀。

【规格】　每支装10ml

【贮藏】　密封。

《中国药典》（2015版）四部通则0711，对乙醇量的测定要求如下：

本法系采用气相色谱法（通则0521）测定各种含乙醇制剂中在20℃时乙醇（C_2H_5OH）的含量（%）（ml/ml）。除另有规定外，按下列方法测定。

第一法（毛细管柱法）

色谱条件与系统适用性试验　采用（6%）氰丙基苯基-（94%）二甲基聚硅氧烷为固定液的毛细管柱；起始温度为40℃，维持2分钟，以每分钟3℃的速率升温至65℃，再以每分钟25℃的速率升温至200℃，维持10分钟；进样口温度200℃；检测器（FID）温度220℃；采用顶空分流进样，分流比为1∶1；顶空瓶平衡温度为85℃，平衡时间为20分钟。理论板数按乙醇峰计算应不低于10 000，乙醇峰与正丙醇峰的分离度应大于2.0。

校正因子测定　精密量取恒温至20℃的无水乙醇5ml，平行两份；置100ml量瓶中，精密加入恒温至20℃的正丙醇（内标物质）5ml，用水稀释至刻度，摇匀，精密量取该溶液1ml，置100ml量瓶中，用水稀释至刻度，摇匀（必要时可进一步稀释），作为对照品溶液。精密量取3ml，置10ml顶空进样瓶中，密封，顶空进样，每份对照品溶液进样3次，测定峰面积，计算平均校正因子，所得校正因子的相对标准偏差不得大于2.0%。

测定法　精密量取恒温至20℃的供试品适量（相当于乙醇约5ml），置100ml量瓶中，精密加入恒温至20℃的正丙醇5ml，用水稀释至刻度，摇匀，精密量取该溶液1ml，置100ml量瓶中，用水稀释至刻度，摇匀（必要时可进一步稀释），作为供试品溶液。精密量取3ml，置10ml顶空进样瓶中，密封，顶空进样，测定峰面积，按内标法以峰面积计算，即得。

【附注】　毛细管柱建议选择大口径、厚液膜色谱柱，规格为30m×0.53mm×3.00μm（图3-16）。

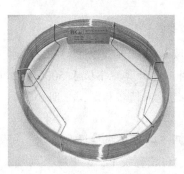

图3-16　毛细管色谱柱

三、测 定 原 理

以气体作为流动相的色谱法称为气相色谱法（GC）。它是由惰性气体将气化后的样品带入加热的色谱柱，并携带分子渗透通过固定相，达到分离的目的。

本法可用于药物的鉴别、检查、含量测定。

在制剂分析、中成药、天然药物提取分离、合成化合物纯度分析、有关杂质分析、残留有机溶剂分析、残留农药分析、药代动力学、生物利用度、治疗药浓度监测、生物制品药物分析中有广泛的应用。

常用的含量测定方法有外标法、内标法、峰面积归一化法等。

1. 内标法　按品种正文项下的规定，精密称（量）取对照品和内标物质，分别配成溶液，各精密量取适量，混合配成校正因子测定用的对照溶液。取一定量进样，记录色谱图。测量对照品和内标物质的峰面积或峰高，按下式计算校正因子：

校正因子：
$$f = \frac{A_S / c_S}{A_R / c_R}$$

式中，A_S 为内标物质的峰面积或峰高；A_R 为对照品的峰面积或峰高；c_S 为内标物质的浓度；c_R 为对照品的浓度。

再取各品种项下含有内标物质的供试品溶液，进样，记录色谱图，测量供试品中待测成分和内标物质的峰面积或峰高，按下式计算含量：

含量
$$(c_X) = f \times \frac{A_X}{A_S' / c_S'}$$

式中，A_X 为供试品的峰面积或峰高；c_X 为供试品的浓度；A_S' 为内标物质的峰面积或峰高；c_S' 为内标物质的浓度；f 为内标法校正因子。

采用内标法，可避免因供试品前处理及进样体积误差对测定结果的影响。

2. 外标法　按各品种项下的规定，精密称（量）取对照品和供试品，配制成溶液，分别精密量取一定量，进样，记录色谱图，测量对照品溶液和供试品溶液中待测物质的峰面积（或峰高），按下式计算含量：

含量
$$(c_X) = c_R \times \frac{A_X}{A_R}$$

式中，c_X 为供试品的浓度；c_R 为对照品的浓度；A_X 为供试品的峰面积或峰高；A_R 为对照品的峰面积或峰高。

由于微量注射器不易精确控制进样量，当采用外标法测定时，以手动进样器定量环或自动进样器进样为宜。

四、仪器方法背景知识

气相色谱法系采用气体为流动相（载气）流经装有填充剂的色谱柱进行分离测定的色谱方法。物质或其衍生物气化后，被载气带入色谱柱进行分离，各组分先后进入检测器，用数据处理系统记录色谱信号。

对仪器的一般要求：所用的仪器为气相色谱仪，由载气源、进样部分、色谱柱、柱温箱、检测器和数据处理系统等组成。进样部分、色谱柱和检测器的温度均应根据分析要求适当设定。

（1）载气源：气相色谱法的流动相为气体，称为载气。氦气、氮气和氢气可用作载气，可由高压钢瓶或高纯度气体发生器运载。

（2）进样部分：进样方式一般可采用溶液直接进样、自动进样或顶空进样。

（3）色谱柱：色谱柱为填充柱或毛细管柱。

（4）柱温箱：由于柱温箱温度的波动会影响色谱分析结果的重现性，因此柱温箱控温精度应在±1℃，且温度波动小于每小时 0.1℃。温度梯度应小于使用温度的 2%。温度控制系统分为恒温和程序升温两种。

（5）检测器：气相色谱法的检测器有火焰离子化检测器（FID）、热导检测器（TCD）、氮磷检测器（NPD）、火焰光度检测器（FPD）、电子捕获检测器（ECD）、质谱检测器（MS）等。火焰离子化检测器对碳氢化合物响应良好，适合检测大多数的药物；氮磷检测器对含氮、磷元素的化合物灵敏度高；火焰光度检测器对含磷、硫元素的化合物灵敏度高；电子捕获检测器适于含卤素的化合物；质谱检测器还能给出供试品某个成分相应的结构信息，可用于结构确定。除另有规定外，一般用火焰离子化检测器，用氢气作为燃气，空气作为助燃气。在使用火焰离子化检测器时，检测器温度一般应高于柱温，并不得低于150℃，以免水汽凝结，通常为250～350℃。

（6）数据处理系统：可分为记录仪、积分仪及计算机工作站等。

五、仪器的操作规程

1. 开机前准备

（1）检查载气系统是否泄漏、电源连接、载气种类、进样气垫等情况。

（2）检查并核对色谱柱种类是否与标识卡标注种类相符合，色谱柱最高使用温度及色谱柱型号是否满足待分析样品的要求。

（3）打开氮气、空气、氢气。

2. 开机及样品分析

（1）打开电源开关，待仪器系统自检通过后打开"Start GC"（或者从 GC Solution 工作站中也可打开）。

（2）打开 GC Solution 工作站，单击通道1，进入实时分析窗口，从"文件"菜单中选择"打开方法文件"，选择需要的方法文件并打开，然后点击"下载参数"，将方法文件所设定的仪器参数传输到 GC。

（3）单次分析：待"仪器监视器"小窗口中各项参数指标均处于"准备就绪"状态（绿色）且 FID 点火成功后，即可进行样品分析了。打开"单次分析"进入分析操作界面，再打开"样品记录"，输入样品名称和"数据文件"目录及名称，点击"确定"。再点击"开始"，然后将样品注入进样口，按下 GC 面板上的"Start"按钮后即开始数据采集。

（4）序列分析：对于配有自动进样器 AOC-20i 的仪器可进行序列分析。打开"批处理"，在编辑序列参数窗口中依次输入样品瓶号、方法文件、样品名称、样品保存路径等，待仪器准备就绪且基线走稳后，即可点击"开始"进行数据采集。

3. 方法编辑

（1）从"文件"菜单中选择"新建方法文件"，根据待分析样品的理化性质来设定合适的仪器参数（汽化温度、载气、空气、氢气流量、尾吹流量、柱箱温度、检测器温度等）。

（2）打开"文件"菜单中"方法文件另存为"，将新建好的方法文件以一个名称保存在合适路径的文件夹中。

4. 数据结果处理

（1）打开工作站"再解析"进入数据分析：打开一个标样数据文件为参考，设置数据处理参数，另存这些参数为一个方法文件。

（2）进入校正曲线：打开上述方法文件，对应校正级别增加标样数据文件，完成后保存。

（3）进入数据分析：打开一个样品数据文件，加载上述校正曲线方法文件，保存计算结果到数据文件。

（4）进入数据分析/报告文件：预览报告并打印。

5. 关机

（1）仪器用毕关机时，先将柱温降至 50℃以下，进样口、检测器温度降至 100℃以下，可以专门建立一个"关机方法"来调用，降低仪器各单元温度。

（2）完成降温后退出工作站，关闭电脑，关闭 GC 电源，关闭氢气、空气，最后再关闭载气。

六、仪器与试剂

1. 仪器 日本岛津 GC-2014 型气相色谱仪（图 3-17）、1ml/5ml/10ml 刻度吸管、100ml 容量瓶。

2. 试剂 无水乙醇（GC 纯）、正丙醇（GC 纯）。

3. 试药 藿香正气水。

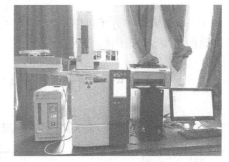

图 3-17 GC-2014 型气相色谱仪

七、实施步骤

1. 色谱条件与系统适用性试验 采用（6%）氰丙基苯基-（94%）二甲基聚硅氧烷为固定液的毛细管柱；起始温度为 40℃，维持 2 分钟，以每分钟 3℃的速率升温至 65℃，再以每分钟 25℃的速率升温至 200℃，维持 10 分钟；进样口温度 200℃；检测器（FID）温度 220℃；采用顶空分流进样，分流比为 1∶1；顶空瓶平衡温度为 85℃，平衡时间为 20 分钟。理论板数按乙醇峰计算应不低于 10 000，乙醇峰与正丙醇峰的分离度应大于 2.0。

2. 校正因子测定 精密量取恒温至 20℃的无水乙醇 5ml，平行两份；置 100ml 量瓶中，精密加入恒温至 20℃的正丙醇（内标物质）5ml，用水稀释至刻度，摇匀，精密量取该溶液 1ml，置 100ml 量瓶中，用水稀释至刻度，摇匀（必要时可进一步稀释），作为对照品溶液。精密量取 3ml，置 10ml 顶空进样瓶中，密封，顶空进样，每份对照品溶液进样 3 次，测定峰面积，计算平均校正因子，所得校正因子的相对标准偏差不得大于 2.0%。

3. 测定法　精密量取恒温至 20℃的藿香正气水 10ml，置 100ml 量瓶中，精密加入恒温至 20℃的正丙醇 5ml，用水稀释至刻度，摇匀，精密量取该溶液 1ml，置 100ml 量瓶中，用水稀释至刻度，摇匀（必要时可进一步稀释），作为供试品溶液。精密量取 3ml，置 10ml 顶空进样瓶中，密封，顶空进样，测定峰面积，按内标法以峰面积计算，即得。

【注意事项】

（1）藿香正气水中因成分多样，且有一些固体小颗粒的存在故应用微孔滤膜过滤。

（2）为延长色谱柱的使用寿命，在分离度达到要求的情况下尽可能选择低的柱温。

（3）关机前须先降温，待柱温降至 50℃以下时，才可停止通载气、关机。

（4）及时更换进样口的进样隔垫，保证气路系统不泄漏。一般应在开机前更换，如开机后需更换则必须关掉载气后进行。

（5）操作人员发现仪器工作异常时，应及时关机报告，由专职人员进行检修。

（6）氮气钢瓶压力降至 1.0MPa 时，应予更换。

八、数 据 处 理

1. 校正因子计算 $f = \dfrac{A_S / c_S}{A_R / c_R}$

式中，A_R 为对照品无水乙醇的峰面积值；c_R 为对照品无水乙醇的浓度；A_S 为内标物正丙醇的峰面积值；c_S 为内标物正丙醇的浓度。

2. 乙醇浓度计算 $(c_X) = f \times \dfrac{A_X}{A_S' / c_S'}$

式中，A_X 为供试品峰面积；c_X 为供试品的乙醇浓度；A_S' 为内标物质的峰面积；c_S' 为内标物质的浓度；f 为内标法校正因子。

九、原 始 记 录（表 3-13）

表 3-13　气相色谱法检查供试品的乙醇含量原始记录

温度（℃）：　　　湿度（%）：

检品名称		规格		
生产批号		生产厂家		
检品数量		取样日期	年　　月　　日	
送检部门		检验日期	年　　月　　日	
检验依据				
仪器名称及型号		仪器编号		
色谱条件	色谱柱名称：_____；柱长：_____ m；内径：_____ mm； 膜厚：_____ μm；检测器：_____； 柱温：_____℃；汽化室温度：_____℃； 检测器温度：_____℃；载气流速：_____ mL/min；分流比：_____			
校正因子 f 的测定 $f = \dfrac{A_S / c_S}{A_R / c_R}$	对照品无水乙醇的峰面积值（A_R）		对照品无水乙醇的浓度（c_R）	

校正因子 f 的测定 $f=\dfrac{A_S/c_S}{A_R/c_R}$	内标物正丙醇的峰面积值（A_S）		内标物正丙醇的浓度（c_S）	
乙醇浓度（c_X）$=f\times\dfrac{A_X}{A_S'/c_S'}$	供试品中乙醇峰的峰面积（A_X）		供试品中乙醇的浓度（c_X）	
	内标物质的峰面积（A_S'）		内标物质的浓度（c_S'）	

标准规定	
结论	

检验人：　　　　　　　　　复核人：
日　期：　　　　　　　　　日　期：

十、填写检验报告单（表 3-14）

表 3-14　检验报告

检品名称		规格	
生产批号		生产厂家	
检品数量		取样日期	年　　月　　日
送检部门		检验日期	年　　月　　日
检验目的		报告日期	年　　月　　日
检验依据			

检验项目及结果

项目名称	标准规定	检验结果

结论
本品按《中国药典》（2015 年版）_____部进行上述项目检验，结果_____

检验人		复核人		审核人	

十一、任务评价（表 3-15）

表 3-15　气相色谱法检查藿香正气水中乙醇量任务评价

评价项目	考核技能点	分值	得分
实训准备	提前查阅资料，对实训相关知识进行充分的准备。试剂及设备选用合理，能设计实训操作流程	15	
气相色谱仪的使用	熟悉气相色谱法检测原理、仪器结构	10	
	会规范进行气相色谱仪的操作	15	
	会正确进行药品的前处理操作	10	
	会规范进行气相色谱法定量的基本操作	20	
检验记录及数据处理	正确、及时记录实训的数据及现象	5	
	会正确进行校正因子、乙醇含量的计算	5	

续表

评价项目	考核技能点	分值	得分
清场	结束实训，按要求清洁仪器设备及实训台，摆放好所用药品	5	
检验报告	能正确写出实训报告	10	
	能全面总结工作任务完成状况，合理解释出现的问题，客观评价自身的工作状况	5	
合计		100	

十二、思 考 题

1. 气相色谱仪检测器主要有哪几种，各自适合检测哪些类型化合物？
2. 气相色谱法的定量方法有哪些？

项目四　药物的含量测定

工作任务1　永停滴定法测定磺胺嘧啶原料药含量

一、实训目标

1. 学会永停滴定法进行药物含量测定的原理。
2. 能进行永停滴定仪的规范操作。
3. 能正确计算原料药的含量。
4. 能根据试验结果，作出正确的判断。

二、质量标准

《中国药典》（2015年版）二部，磺胺嘧啶的质量标准如下：

磺　胺　嘧　啶

Huang'anmiding

Sulfadiazine

$C_{10}H_{10}N_4O_2S$　　250.28

本品为 N-2-嘧啶基-4-氨基苯磺酰胺。按干燥品计算，含 $C_{10}H_{10}N_4O_2S$ 不得少于99.0%。

【性状】　本品为白色或类白色的结晶或粉末；无臭；遇光色渐变暗。

本品在乙醇或丙酮中微溶，在水中几乎不溶；在氢氧化钠试液或氨试液中易溶，在稀盐酸中溶解。

【鉴别】

（1）取本品约0.1g加水与0.4%氢氧化钠溶液各3ml，振摇使溶，滤过，取滤液，加硫酸铜试液1滴，即生成黄绿色沉淀，放置后变为紫色。

（2）本品的红外光吸收图谱应与对照的图谱（光谱集570图）一致。

（3）本品显芳香第一胺类的鉴别反应（通则0301）。

【检查】

酸度　取本品2.0g，加水100ml，置水浴中振摇加热10分钟，立即放冷，滤过；分取滤液25ml，加酚酞指示液2滴与氢氧化钠滴定液（0.1mol/L）0.20ml，应显粉红色。

碱性溶液的澄清度与颜色　取本品2.0g，加氢氧化钠试液10ml溶解后，加水至25ml，溶液应澄清无色；如显色，与黄色 3 号标准比色液（通则 0901 第一法）比较，不得更深。

　　氯化物　取上述酸度项下剩余的滤液 25ml，依法检查（通则 0801），与标准氯化钠溶液 5.0ml 制成的对照液比较，不得更浓（0.01%）。

　　干燥失重　取本品，在 105℃干燥至恒重，减失重量不得过 0.5%（通则 0831）。

　　炽灼残渣　不得过 0.1%（通则 0841）。

　　重金属　取本品 1.0g，依法检查（通则 0821 第三法），含重金属不得过百万分之十。

　　【含量测定】　取本品约 0.5g，精密称定，照永停滴定法（通则 0701），用亚硝酸钠滴定液（0.1mol/L）滴定。每 1ml 亚硝酸钠滴定液（0.1mol/L）相当于 25.03mg 的 $C_{10}H_{10}N_4O_2S$。

　　【类别】　磺胺类抗菌药。

　　【贮藏】　遮光，密封保存。

　　【制剂】　（1）磺胺嘧啶片　（2）磺胺嘧啶软膏　（3）磺胺嘧啶眼膏　（4）磺胺嘧啶混悬液　（5）复方磺胺嘧啶片

三、测 定 原 理

　　亚硝酸钠滴定法是利用亚硝酸钠在盐酸存在下可与具有芳香第一胺的化合物发生重氮化反应，定量生成重氮盐，根据滴定时消耗亚硝酸钠的浓度和体积来计算药物含量的方法。

$$Ar\text{—}NH_2 + NaNO_2 + 2HCl \longrightarrow [Ar\text{—}N^+\equiv N]Cl^- + NaCl + 2H_2O$$

亚硝酸钠滴定法适用于测定含有芳香第一胺或水解、还原后能生成芳香第一胺的药物。

四、仪器方法背景知识

　　永停滴定法是根据电池中双铂电极的电流，随滴定液的加入而发生变化来确定化学计量点的电流滴定法，又称双电流滴定法；是容量分析中用来确定终点的一种方法。

　　永停滴定法用作重氮化法的终点指示。它与外指示剂法变化结果比较，具有精度高、测定准确、使用方便、性能稳定等特点。永停滴定仪是化学实验室等进行医药工业容量分析的一种较理想的测定仪器（图 4-1）。

　　1. 适用对象　永停滴定法在药物分析中常用于亚硝酸钠滴定法及卡尔·费歇尔法测定水分时滴定终点的确定。

　　2. 永停滴定法确定终点的几种类型

　　（1）滴定剂为可逆电对，待测物为不可逆电对：例如，碘滴定液（可逆电对 I_2/I^-）滴定硫代硫酸钠溶液（不可逆电对 $S_4O_6^{2-}/S_2O_3^{2-}$）。

　　1）化学计量点前：溶液中只有 I^- 和不可逆电对 $S_4O_6^{2-}/S_2O_3^{2-}$，电极间无电流通过，电流计指针停在基点（电源电流）。

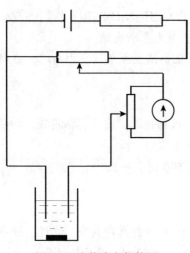

图 4-1　永停滴定仪简图

2）化学计量点后：碘液略有过剩，溶液中出现了可逆电对 I_2/I^-，在两支铂电极上即发生如下电解反应：

在阳极　　$2I^- \rightleftharpoons I_2 + 2e^-$

在阴极　　$I_2 + 2e^- \rightleftharpoons 2I^-$

电极间有电流通过，电流计指针突然偏转，指示计量点的到达。

其滴定过程中电流变化曲线如图 4-2 所示。

（2）滴定剂为不可逆电对，待测物为可逆电对：例如，硫代硫酸钠滴定液（不可逆电对 $S_4O_6^{2-}/S_2O_3^{2-}$）滴定含有 KI 的 I_2 溶液（可逆电对 I_2/I^-）。

1）滴定刚开始时：电流随[I^-]增大而增大。

2）反应进行到一半时：电流达到最大。

3）化学计量点时：电流降至最低，电解反应停止。

滴定过程中电流变化曲线如图 4-3 所示。

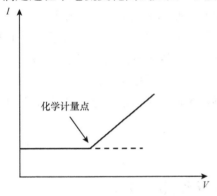

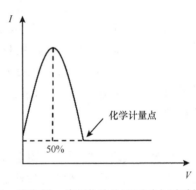

图 4-2　滴定剂为可逆电对,待测物为不可逆电对时　图 4-3　滴定剂、待测物均为不可逆电对时的电流
　　　　　　　　的电流变化　　　　　　　　　　　　　　　　　　　变化

（3）滴定剂与被滴定剂均为可逆电对：例如，用硫酸铈溶液（Ce^{4+}/Ce^{3+}）滴定硫酸亚铁溶液（Fe^{3+}/Fe^{2+}）。

1）化学计量点前：滴定曲线类似于上述第二种类型。

2）化学计量点：电流计指针停在零点附近。

3）化学计量点后：指针又远离零点，随着 Ce^{4+} 的增大电流也逐渐增大。

滴定过程中电流变化曲线如图 4-4 所示。

五、仪器的操作规程

仪器型号：ZYT-1 型自动永停滴定仪。

1. 仪器的准备

（1）仪器的搭建：按要求搭建好仪器装置，安装好电极及小玻璃滴管；取出小玻璃滴管置于另一洁净烧杯中，将电极置入供试品溶液中，调节烧杯位置于搅拌磁盘正中位置，放入搅拌磁子，小玻璃滴管与硅胶管紧密连接（图 4-5）。

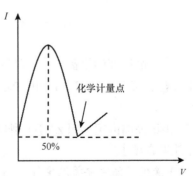

图 4-4　滴定剂、待测物均为可逆电对时的电流
变化

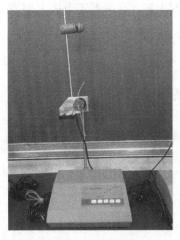

图 4-5 永停滴定仪

（2）装管：将滴定液加入滴定管中，并调节液面高于"0"刻度以上 3～5ml，关闭滴定管阀门，将滴定管固定于固定器上，管尖与硅胶管紧密连接，滴定管口放置洁净的加液漏斗。

（3）检查：检查胶管连接处，确保不漏液。电极贴于烧杯壁，并调整方向保证液体流动顺畅。

（4）开机：使用前 30 分钟开机预热。复位键指示灯亮，选择灵敏度。测水分可用 10^{-6} A/格，重氮化法可用 10^{-9} A/格。

（5）排气泡，调液位：打开滴定管阀门，按住手动键，手动指示灯亮，滴定液流下，拧动电磁阀调节螺丝，使慢滴速度转为快滴时，液体成线流出，5～7 秒后硅胶管内气泡被排出，待确定导管内无气泡，观察滴定管液面，使初读数为 0.00ml，关闭滴定管阀门并松开手动键，并记录初读数。如液面低于 0.00ml 刻度，则加滴定液至规定刻度。

2. 测定　将小玻璃滴管插入供试品溶液液面以下约 2/3 处，并调节好电极和小玻璃滴管的位置，缓慢调节转速旋钮至产生自底部的漩涡。打开滴定管阀门，按亮自动键指示灯，开始测定。待面板上接近终点旁的指示绿灯亮时将小玻璃管尖提出液面，固定，用水将小玻璃管冲淋干净，待到达终点红灯亮，并出现蜂鸣报警声时，结束滴定，关闭滴定管阀门。记录终读数。

3. 关机、清场

（1）按复位键终点灯灭，关闭电源。

（2）用水冲洗电极和玻璃滴管外部，用针管吸取水冲洗硅胶管。

六、仪器与试剂

1. 仪器　ZYT-1 型自动永停滴定仪、烧杯、量筒、移液管（移液管架）、酸式滴定管、洗耳球、电子天平、电磁搅拌器。

2. 药品　磺胺嘧啶、溴化钾。

3. 试剂　亚硝酸钠滴定液、盐酸溶液（1→2）。

七、实施步骤

1. 供试品溶液的制备　取本品约 0.5g，精密称定，置烧杯中，除另有规定外，可加水 40ml 与盐酸溶液（1→2）15ml，加溴化钾 2g，置于电磁搅拌器上，搅拌使溶解，即得，备用。

2. 供试品的测定　照 ZYT-1 型自动永停滴定仪的操作规程进行操作。

【注意事项】

（1）滴定开始时要将滴定管尖端插入液面 2/3 处进行快速滴定，以防滴定过程中亚硝酸的逸失和分解。

（2）重氮化反应温度应在 15～30℃，以防重氮盐分解和亚硝酸逸出。

（3）重氮化反应须以盐酸为介质，因在盐酸中反应速度快，且芳伯胺的盐酸盐溶解度大。在酸度为1~2mol/L下滴定为宜。

（4）近终点时，芳伯胺浓度较稀，反应速度减慢，应缓缓滴定，并不断搅拌。

（5）永停滴定仪铂电极易钝化，处理方法为：可将电极插入10ml浓硝酸和1滴三氯化铁的溶液内，或洗液内浸泡数分钟取出后用水冲洗干净。

（6）亚硝酸钠滴定液应于玻塞棕色玻璃瓶中避光保存。

（7）供试品应平行测定两次。

八、数据处理

原料药的百分含量计算公式为

$$原料药\% = \frac{V \times T \times F}{m} \times 100\%$$

式中，V为供试品消耗滴定液的体积；T为滴定度；F为校正因子；m为供试品的取样量。

九、原始记录（表4-1）

表4-1　滴定法原始记录

温度（℃）：　　　　相对湿度（%）：

检品名称			规格		
生产批号			生产厂家		
检品数量			取样日期	年 月 日	
送检部门			检验日期	年 月 日	
检验依据					
滴定液名称			滴定管编号		
仪器名称及型号			仪器编号		
天平型号			天平编号		
滴定液名称及浓度			校正因子F		
供试品溶液的制备方法					
编号					
取样量	□W（g）				
	□V（ml）				
滴定液初读数 V_a（ml）					
滴定液终读数 V_b（ml）					
消耗滴定液体积 $V=V_b-V_a$（ml）					
计算公式					
结果					
平均值					
标准规定					
结论	□（均）符合规定		□（均）不符合规定		

检验人：　　　　　复核人：
日　期：　　　　　日　期：

十、填写检验报告单（表 4-2）

表 4-2　检验报告单

检品名称		规格			
生产批号		生产厂家			
检品数量		取样日期	年	月	日
送检部门		检验日期	年	月	日
检验目的		报告日期	年	月	日
检验依据					

检验项目及结果

项目名称	标准规定	检验结果

结论
根据《中国药典》（2015 年版）_____ 部进行上述项目检验，结果_____

检验人		复核人		审核人	

十一、任务评价（表 4-3）

表 4-3　永停滴定法测定磺胺嘧啶原料药含量任务评价

评价项目	考核技能点	分值	得分
实训准备	提前查阅资料，实训相关知识准备充分。试剂及设备选用合理，能设计实训操作流程	15	
滴定液的制备	会正确配制滴定液，会准确标定滴定液	10	
供试品的配制	会计算供试品的取样量，会正确使用电子天平、容量瓶	10	
永停滴定仪的操作	会正确搭建仪器	10	
	会用永停滴定仪排气泡，调液位	10	
	会正确滴定	10	
	会正确进行仪器的关机；清洗电极、玻璃滴管及硅胶管；填写仪器使用记录	10	
检验记录	正确、及时记录实训的数据及现象	10	
清场	结束实训，按要求清洁仪器设备及实训台，摆放好所用药品	5	
检验报告	会正确进行数据处理，出具检验报告	10	
合计		100	

十二、任务拓展

1. 重氮化反应的滴定条件

（1）酸的种类及浓度：重氮化反应的速度与酸的种类有关，在 HBr 最快，在 HCl 中次之，H_2SO_4 或 HNO_3 中则较慢，但因 HBr 的价格较昂贵，芳伯胺盐酸盐较硫酸盐溶解度大，所以常用盐酸。

重氮化反应的速度与酸的浓度有关，一般控制 1～2mol/L 为宜，适宜的酸度不仅可以加快化学反应速率，还可以提高重氮盐的稳定性。如果酸度不足，不但生成的重氮盐易分解，且已生成的重氮盐能与尚未反应的芳伯胺偶合，生成重氮氨基化合物，使测定结果偏低。

$$[Ar—N^+\equiv N]Cl^- + Ar—NH_2 \rightleftharpoons Ar—N\equiv N—NH—Ar + HCl$$

当然，酸的浓度也不可过高，否则将阻碍芳伯胺的游离，反而影响重氮化反应的速度。

（2）反应温度：重氮化反应的速度随温度的升高而加快，但生成的重氮盐也能随温度的升高而加速分解。

$$[Ar—N^+\equiv N]Cl^- + H_2O \rightleftharpoons Ar—OH + N_2\uparrow + HCl$$

另外，温度高时 HNO_2 易分解逸失，导致测定结果偏高。实践证明，温度在15℃以下，虽然反应速度稍慢，但测定结果却较准确。如果采用"快速滴定"法，则在30℃以下均能得到满意结果。

（3）滴定速度：滴定时采用先快后慢的滴定方式，将滴定管的尖端插入液面下约 2/3 处，用亚硝酸钠滴定液迅速滴定，随滴随搅拌，至近终点时，将滴定管的尖端提出液面，用少量水淋洗尖端，洗液并入溶液中，继续缓缓滴定，至永停仪的电流计指针突然偏转，并持续1分钟不再回复，即为滴定终点。

（4）苯环上取代基团的影响：苯胺环上，特别是在对位上，有其他取代基团存在时，能影响重氮化反应的速度。

亲电子基团，如 $—NO_2$、$—SO_3H$、$—COOH$、$—X$ 等，使反应加速。

斥电子基团，如 $—CH_3$、$—OH$、$—OR$ 等，使反应减慢。

重氮化反应常加入适量 KBr 作催化剂，以加快反应速度。

2. 硝基化反应　芳仲胺类化合物，也可用 $NaNO_2$ 滴定液滴定，但所起反应并不是重氮化，而是亚硝基化，反应量的关系仍然是 1：1。习惯上把这种测定方法叫做亚硝基化滴定，以别于重氮化滴定。两种方法统名为亚硝酸钠法。

$$NaNO_2 + HCl + Ar—NHR \rightleftharpoons Ar—N（R）—NO + NaCl + H_2O$$

工作任务2　紫外-可见分光光度法测定维生素 B_1 片的含量

一、实　训　目　标

1. 学会紫外-可见分光光度法进行药物含量测定的原理。
2. 能进行紫外-可见分光光度仪的规范操作。
3. 能正确计算片剂的含量。
4. 能根据试验结果，作出正确的判断。

二、质　量　标　准

《中国药典》（2015版）二部，维生素 B_1 片质量标准如下：

维生素 B₁ 片
Weishengsu B₁ pian
Vitamin B₁ Tablets

本品含维生素 B_1（$C_{12}H_{17}ClN_4OS \cdot HCl$）应为标示量的 90.0%～110.0%。

【性状】 本品为白色片。

【鉴别】 取本品细粉适量，加水搅拌，滤过，滤液蒸干后，照维生素 B_1 鉴别（1）、（3）项下试验，显相同的反应。

【检查】

有关物质 取本品细粉适量，加流动相适量，振摇使维生素 B_1 溶解，用流动相稀释制成每 1ml 中含维生素 B_1 1mg 的溶液，滤过，取续滤液作为供试品溶液；精密量取 1ml，置 100ml 量瓶中，用流动相稀释至刻度，摇匀，作为对照溶液。照维生素 B_1 有关物质项下的方法试验，供试品溶液色谱图中如有杂质峰，各杂质峰面积的和不得大于对照溶液主峰面积的 1.5 倍（1.5%）。

其他 应符合片剂项下有关的各项规定（通则 0101）。

【含量测定】 取本品 20 片，精密称定，研细，精密称取适量(约相当于维生素 B_1 25mg)，置 100ml 量瓶中，加盐酸溶液（9→1000）约 70ml，振摇 15 分钟使维生素 B1 溶解，用上述溶剂稀释至刻度，摇匀，用干燥滤纸滤过，精密量取续滤液 5ml，置另一 100ml 量瓶中，再加上述溶剂稀释至刻度，摇匀，照紫外-可见分光光度法（通则 0401），在 246nm 的波长处测定吸光度，按 $C_{12}H_{17}ClN_4OS \cdot HCl$ 的吸收系数（$E_{1cm}^{1\%}$）为 421 计算，即得。

【类别】 含维生素 B_1。

【规格】 （1）5mg （2）10mg

【贮藏】 遮光，密封保存。

三、测 定 原 理

维生素 B_1 分子中具有共轭双键结构，在紫外光区有特征吸收。在 pH=2 时，最大吸收波长在 246nm 处，据此，可用紫外分光光度法测定维生素 B_1 片的含量。

四、仪器方法背景知识

紫外-可见分光光度法是利用物质对紫外-可见光的吸收特征和吸收强度，对物质进行定性和定量分析的一种仪器分析方法。

1. 适用对象 凡是具有芳香环或共轭双键结构的有机化合物和在电磁辐射的照射下产生紫外-可见吸收光谱的无机化合物。

2. 分光光度计的种类

（1）单光束分光光度计（图 4-6）

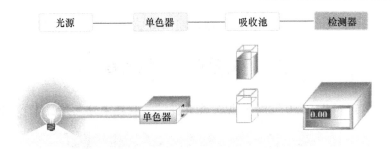

图 4-6　单光束分光光度计构造

仪器特点：简单、价廉；受光源的波动影响较大，要求光源和检测器具有很高的稳定性；一般不能作全波段光谱扫描。

（2）双光束分光光度计（图 4-7）

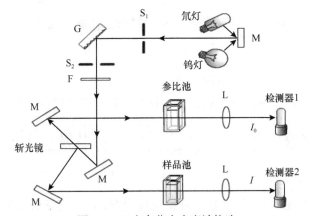

图 4-7　双光束分光光度计构造

M. 反射镜；S_1. 入射狭缝；S_2. 入射狭缝；G. 衍射光栅；F. 滤光片；L. 聚光镜

仪器特点：①仪器复杂，价格较高；②自动记录、快速全波段扫描；③可消除光源不稳定、检测器灵敏度变化等因素的影响。

（3）双波长分光光度计（图 4-8）

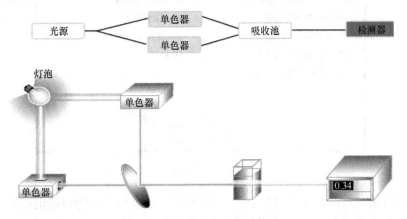

图 4-8　双波长分光光度计构造

仪器特点：产生交流信号；无需参比池；输出信号是两波长处的吸光度差值。

五、仪器的操作规程

仪器型号：岛津 UV-2550 紫外-可见分光光度计（双光束分光光度计）（图4-9）。

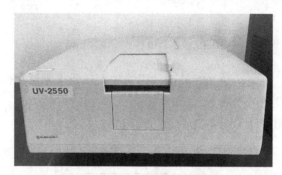

图4-9　UV-2550 紫外-可见分光光度计

1. 开机　开电脑主机，开显示器，打开仪器开关。
2. 连接仪器　双击桌面图标 UVprobe，打开之后点击"连接"进行连接（图4-10）。

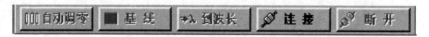

图4-10　连接仪器

3. 仪器自检　出现以下窗口，仪器开始进行检查，检查完毕后点击"确定"（图4-11）。

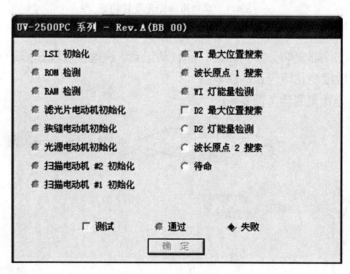

图4-11　仪器自检

4. 基线校正　点击光度计键条中的"自动调零"，进行基线的初始化操作。
5. 建立数据采集方法
（1）选择"文件"→"新建"。
（2）选择"编辑"→"方法"，启动光度测定方法向导，出现以下窗口（图4-12）。

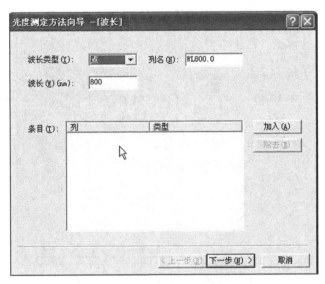

图 4-12　光度测定方法向导-波长

（3）波长设定：①波长类型：点；②波长：填测定所需波长；点击"加入"。点击"下一步"。

注：当取几个波长的平均值时，分别填写波长后加入到条目中。

（4）校准：①类型：多点；②定量法：固定波长；WL：所需波长；曲线次数：1 次/2次/3 次。点击"下一步"（图 4-13）。

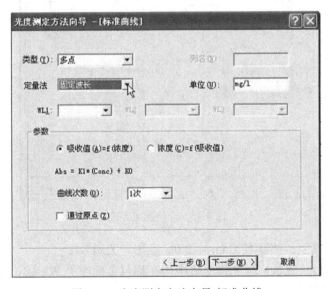

图 4-13　光度测定方法向导-标准曲线

（5）测定参数标准标签页：标准曲线数据直接输入时选"用户输入"，采用仪器测定时选"仪器"。点击"下一步"（图 4-14）。

（6）测定参数未知样品表的标签页：同上（一般选仪器测定）。点击"下一步"。

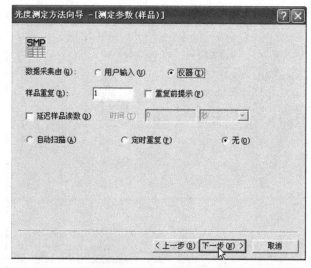

图 4-14　光度测定方法向导-测定参数（样品）

（7）文件属性标签页：修改"文件名"为自己定义的名字，其余自选。点击"关闭"。

（8）光度测定方法窗口打开，点击"测定参数"（图 4-15）。

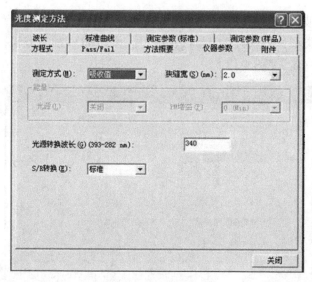

图 4-15　光度测定方法

测定方式：吸收值；狭缝宽（nm）：2.0。点击"关闭"。

（9）回到主窗口，确认标准和样品表中现在都包含标注了 WL 波长和结果的列。

6. 保存数据采集方法

（1）选择"文件"→"另存为"，然后确认数据（文件夹）存在存储框中。

（2）输入文件名，保存类型选择为 methods（*.pmd），点击"保存"。

7. 测定标准样品

（1）填充标准表：点击标准表的任何位置激活标准表，在表中填入样品 ID 和浓度。

（2）将浓度为 0 的样品放入比色皿，放进样品室中，点击"自动调零"，点击"读 std."。

（3）分别将其他浓度的样品放入比色皿，放进样品室的另一格中，点击"读 std."。

注：手工输入标准曲线数据：在方法设置过程中，测定参数标准标签页中选择"用户输入"，在填充标准表时 Abs 列可激活，输入数据，则在主窗口右边出现标准曲线。

8. 保存标准表

（1）选择"文件"→"另存为"，检查保存对话框内的保存路径。

（2）输入文件名，保存类型选择为 Standar（*.std），点击"保存"。

9. 读取未知样品

（1）填充样品表：点击样品表的任何位置激活样品表，在表中填入样品 ID。

（2）将空白样放入比色皿，放进样品室中，点击"自动调零"。

（3）分别将待测样品放入比色皿，放进样品室中，点击"读 unk."。

10. 保存未知样品

（1）选择"文件"→"保存"，即存入文件属性标签页设置时设定的文件名下。

11. 未知样品测定完成后，点击"断开"，断开仪器，关闭仪器开关，关闭电脑。

注：之前保存的方法、标准曲线、未知样品等数据，在下次使用时，打开数据所在文件夹，双击文件即可打开。

【注意事项】

（1）防尘、防震、防电磁干扰，仪器周围不应有强磁场。不要暴露在阳光直射的地方，不要放在有腐蚀性气体或在 UV 波长范围内有吸收的有机和无机气体的环境内。防止腐蚀性气体侵蚀，当测量具有挥发性样品溶液时，吸收池应加盖。

（2）如果开机后钨灯和氘灯不亮，应首先检查保险丝。若断了应更换新的 3.15A 的保险丝。注意更换保险丝时，关闭电源开关并切断电源。

（3）样品室的出射和入射石英窗不应有污染，不要用手触摸样品室中透光窗面，若不小心接触过，要用无水乙醇擦拭。假如在石英窗上发现有染色剂，应清洗干净以防影响测定。要小心保护比色皿的透光面，只能用镜头纸或脱脂棉轻轻擦拭，避免硬的物品把透光面划伤。至少每季度清洁样品室一次，擦洗样品室底部以清洗溅出的液体样品，防止其蒸发和腐蚀样品室，或由于腐蚀而得到错误结果。

六、仪器与试剂

1. 仪器　岛津 UV-2550 紫外可见分光光度计、电子天平、量筒、滤纸、胶头滴管、研钵、漏斗（漏斗架）、移液管（移液管架）、洗耳球、容量瓶。

2. 试剂　盐酸（9→1000）。

3. 试药　维生素 B_1 片。

七、实施步骤

1. 供试品溶液的制备

（1）取本品 20 片，精密称定，记录数据，求出平均片重。

（2）研细，精密称取适量（约相当于维生素 B_1 25mg）。

知识连接

供试品的取用量（m）可按下式计算：

$$\frac{标示量}{平均片重} = \frac{规定的取用量}{m}$$

（3）将称取好的粉末置 100ml 量瓶中，加盐酸溶液（9→1000）约 70ml，振摇 15 分钟使维生素 B$_1$ 溶解，用上述溶剂稀释至刻度，摇匀。

（4）用干燥滤纸滤过，精密量取续滤液 5ml，置另一 100ml 量瓶中，再加上述溶剂稀释至刻度，摇匀。

2. 供试品吸光度的测定　照岛津 UV-2550 紫外可见分光光度计的操作规程，在 246nm 的波长处测定吸光度。

【注意事项】

（1）片剂中不溶性辅料对测定有干扰，需滤过消除辅料的干扰。

（2）本法采用吸收系数法定量，所用的分光光度计应经过严格检定，特别是波长准确度和吸光度精度要进行校正。要注明测定时的温度。

（3）吸收池操作前应做配对检查或做空白校正。

（4）取吸收池时，手指拿毛玻璃面的两侧。装样品溶液的体积以池体积的 4/5 为度，使用挥发性溶液时应加盖，透光面要用擦镜纸由上而下擦拭干净。

（5）应平行试验三份，相对标准偏差（RSD）不得超过 2.0%，取其算术平均值为测定结果。

八、数 据 处 理

根据质量标准，本任务采用吸收系数法进行含量测定，计算公式为：

$$标示量\% = \frac{\dfrac{A}{E_{1cm}^{1\%}} \times \dfrac{1}{100} \times V \times D \times 平均片重}{m \times 标示量} \times 100\%$$

式中，A 为吸光度；$E_{1cm}^{1\%}$ 为百分吸收系数；V 为溶解体积；D 为稀释倍数；m 为供试品的取用量。

根据计算结果，出具检验报告，判断实训药品是否符合《中国药典》（2015 年版）二部规定。

九、原始记录（表4-4）

表4-4　紫外-可见分光光度法原始记录

温度（℃）：　　　　　相对湿度（%）：

检品名称		规格			
生产批号		生产厂家			
检品数量		取样日期	年	月	日
送检部门		检验日期	年	月	日

续表

检验依据			
仪器名称及型号		仪器编号	
天平型号		天平编号	
检测波长_____nm		扫描范围_____nm	狭缝宽度_____nm
参比溶液		溶 剂	
供试品溶液的制备			
实测结果			
计算公式			
标准规定			
结论	□（均）符合规定	□（均）不符合规定	

检验人: 复核人:
日　期: 日　期:

十、填写检验报告单（表4-5）

表4-5　检验报告单

检品名称		规格			
生产批号		生产厂家			
检品数量		取样日期	年	月	日
送检部门		检验日期	年	月	日
检验目的		报告日期	年	月	日
检验依据					

检验项目及结果

项目名称	标准规定	检验结果

结论
本品按《中国药典》（2015年版）_____部进行上述项目检验，结果_____

检验人		复核人		审核人	

十一、任务评价（表4-6）

表4-6　紫外-可见分光光度法测定维生素 B_1 片含量任务评价

评价项目	考核技能点	分值	得分
实训准备	提前查阅资料，实训相关知识准备充分。试剂及设备选用合理，能设计实训操作流程	15	
供试品的配制	会计算供试品的取样量，会正确使用电子天平、容量瓶	15	
紫外-可见分光光度计的操作	会正确使用比色皿	10	
	会进行仪器的开机、参数设定	10	
	会选择正确的空白试剂进行调零	10	
	会正确进行仪器的关机，填写仪器使用记录	10	
检验记录	正确、及时记录实训的数据及现象	10	
清场	结束实训，按要求清洁仪器设备及实训台，摆放好所用药品	5	
检验报告	会正确进行数据处理，出具检验报告	15	
合计		100	

十二、任务拓展

1. 含量测定方法 紫外-可见分光光度法的含量测定除本任务采用的吸光系数法外，还有对照品比较法、标准曲线法、比色法。

（1）对照品比较法：按各品种项下规定的方法，分别配制供试品溶液和对照品溶液，用同一溶剂，在规定的波长处测定供试品溶液和对照品溶液的吸光度。

$$\frac{A_{供}}{A_{对}}=\frac{E_{1cm}^{1\%}c_{供}l}{E_{1cm}^{1\%}c_{对}l}\longrightarrow \frac{A_{对}}{A_{供}}=\frac{C_{对}}{C_{供}}\longrightarrow C_{供}=\frac{A_{供}}{A_{对}}\times C_{对}$$

例如，注射用盐酸丁卡因的含量测定：

取本品 10 瓶，分别加水溶解，并分别定量转移至 250ml 量瓶中，用水稀释至刻度，摇匀，作为供试品溶液；另取盐酸丁卡因对照品，精密称定，加水溶解并定量稀释制成每 1ml 中约含 0.2mg 的溶液，作为对照品溶液。精密量取供试品溶液与对照品溶液各 3ml，分别置 100ml 量瓶中，加盐酸溶液（1→200）5ml 与磷酸盐缓冲液（pH=6.0）（取磷酸氢二钾 20g 与磷酸二氢钾 80g，加水溶解并稀释至 1000ml，用 6mol/L 磷酸溶液或 10mol/L 的氢氧化钾溶液调节 pH 值至 6.0）10ml，用水稀释至刻度，摇匀，照紫外-可见分光光度法，在 310mn 的波长处分别测定吸光度，计算每瓶的含量，求出平均含量，即得。

（2）标准曲线法：当吸光度和浓度关系不呈良好线性时，含量测定时需采用标准曲线法。首先配制一系列不同浓度的对照品溶液，选择合适的参比溶液，在相同条件下分别测定各溶液的吸光度。以吸光度（A）为纵坐标，浓度（c）为横坐标，绘制 A-c 曲线，即得标准曲线或工作曲线。根据供试品的吸光度（A_X）在标准曲线上查得其相应的浓度（c_X），求出其含量。

一般在做精密测量时，将标准溶液的浓度与相应的吸光度进行线性回归，求出回归直线方程（相关系数 $r\geqslant0.999$），绘出回归直线，以尽量消除偶然误差。然后在完全相同的条件下测定供试品溶液的吸光度，从标准曲线（或回归直线）上查出样品溶液的对应浓度，或代入回归方程，求出供试品溶液的浓度。

标准曲线法适用于批量样品的测定，在固定仪器和方法的条件下，绘制好的标准曲线可以使用多次，但是当测定条件发生变化时，必须重新配制对照溶液进行测定并绘制标准曲线。

（3）比色法：如果供试品本身在紫外-可见光区没有强吸收，或在紫外区虽有吸收，但为了避免干扰或提高灵敏度，可加入适当的显色剂显色后，使反应产物的最大吸收移至可见光区，然后在该波长附近测定吸收度，这种测定方法称为比色法。

应用注意事项：吸光度和浓度线性关系必须良好才能用比色法；比色法测定时应取供试品与对照品或标准品同时进行操作；比色法所用得出空白系指用同体积的溶剂代替对照品或供试品溶液，然后依次加入等量的相应试剂，并用同样方法处理。

2. 运用 紫外-可见分光光度法除了可以用于含量测定外，还有用于鉴别、杂质检查、浸出度测定。

（1）鉴别：常用的鉴别方法有如下 2 种。

1）对比吸收光谱的特征参数：λ_{max}、λ_{min}、A、$E_{1cm}^{1\%}$。

2）比较吸光度比值：$A_{\lambda 1}/A_{\lambda 2}$。

例如，氟康唑的鉴别：取本品，加乙醇溶解并稀释制成每 1ml 中含 0.2mg 的溶液，照紫外-可见分光光度法测定，在 261nm 与 267nm 的波长处有最大吸收，在 264nm 的波长处有最小吸收。

硫酸吗啡的鉴别：取本品 0.015% 的水溶液，在 230～350nm 的波长范围内测定吸光度，在 285nm 的波长处有最大吸收，其吸光度约为 0.65；本品 0.015% 的 0.1mol/L 氢氧化钠溶液在 298nm 的波长处有最大吸收，其吸光度约为 1.1。

贝诺酯的鉴别：精密称定，加无水乙醇溶解并定量稀释制成每 1ml 中约含 7.5μg 的溶液，在 240nm 的波长处测定吸光度，吸收系数（$E_{1cm}^{1\%}$）为 730～760。

丙酸倍氯米松的鉴别：取本品，精密称定，加乙醇溶解并定量稀释成每 1ml 中约含 20μg 的溶液，照紫外-可见分光光度法测定，在 239nm 的波长处有最大吸收，吸光度为 0.57～0.60；239nm 与 263nm 波长处的吸光度比值应为 2.25～2.45。

（2）杂质检查：分光光度法是通过测定溶液的吸光度检查药物中有色杂质限量的方法，更能反映溶液中有色杂质的变化。例如，维生素 C 易受外界条件影响而变色，溶液颜色检查：取本品 3.0g，加水 15ml，振摇使溶解，溶液经 4 号垂玻璃漏斗滤过，滤液于 420nm 波长处测吸光度，不得过 0.03。

工作任务 3　HPLC 法测定醋酸地塞米松片的含量

一、实 训 目 标

1. 会进行高效液相色谱仪的规范操作。
2. 会采用外标法进行药物含量的计算。

二、质 量 标 准

《中国药典》（2015 年版）二部规定，醋酸地塞米松片及醋酸地塞米松质量标准如下：

醋酸地塞米松片
Cusuan Disaimisong Pian
Dexamethasone Acetate Tablets

本品含醋酸地塞米松（$C_{24}H_{31}FO_6$）应为标示量的 90.0%～110.0%。

【性状】　本品为白色片。

【鉴别】

（1）在含量测定项下记录的色谱图中，供试品溶液主峰的保留时间应与对照品溶液主峰的保留时间一致。

（2）取本品细粉适量（约相当于醋酸地塞米松 15mg），加丙酮 20ml，振摇使醋酸地塞米松溶解，滤过，滤液置水浴上蒸干，取残渣经常温减压干燥 12 小时，依法测定。本品的红外光吸收图谱应与对照的图谱（光谱集 546 图）一致。

（3）取本品细粉适量（约相当于醋酸地塞米松 7mg），加乙醇 25ml，浸渍 15 分钟，时时振摇，滤过，滤液置水浴上蒸干，残渣显有机氟化物的鉴别反应（通则 0301）。

【检查】

含量均匀度　取本品 1 片，置乳钵中，研细，加甲醇适量，分次转移至 25ml 量瓶中，超声使醋酸地塞米松溶解，用甲醇稀释至刻度，摇匀，滤过，取续滤液作为供试品溶液；另取醋酸地塞米松对照品，精密称定，加甲醇溶解并定量稀释制成每 1ml 中约含 30μg 的溶液作为对照品溶液。照含量测定项下的方法测定，按外标法以峰面积计算含量，应符合规定（通则 0941）。

溶出度　取本品，照溶出度与释放度测定法（通则 0931 第二法），以 0.35% 十二烷基硫酸钠溶液 900ml 为溶出介质，转速为每分钟 75 转，依法操作，经 45 分钟时，取溶液适量，滤过，取续滤液作为供试品溶液；另取醋酸地塞米松对照品约 16mg，精密称定，置 200ml 量瓶中，加无水乙醇 20ml，振摇使溶解，用溶出介质稀释至刻度，摇匀，精密量取 1ml 置 100ml 量瓶中，用溶出介质稀释至刻度，摇匀，作为对照品溶液。精密量取供试品溶液与对照品溶液各 50μl，照含量测定项下的方法测定。按外标法以峰面积计算每片的溶出量，限度为标示量的 70%，应符合规定。

其他　应符合片剂项下有关的各项规定（通则 0101）。

【含量测定】　取本品 20 片，精密称定，研细，精密称取适量（约相当于醋酸地塞米松 2.5mg），置 50ml 量瓶中，加甲醇适量，超声使醋酸地塞米松溶解，用甲醇稀释至刻度，摇匀，滤过，取续滤液作为供试品溶液，照醋酸地塞米松含量测定项下的方法测定，即得。

【类别】　同醋酸地塞米松。

【规格】　0.75mg

【贮藏】　遮光，密封保存。

醋酸地塞米松
Cusuan Disaimisong
Dexamethasone Acetate

（节选）

【检查】

有关物质　取本品，精密称定，加流动相溶解并定量稀释制成每 1ml 中约含 0.5mg 的溶液，作为供试品溶液（临用新制）；另取地塞米松对照品，精密称定，加流动相溶解并定量稀释制成每 1ml 中约含 0.5mg 的溶液，精密量取 lml 与供试品溶液 1ml 置同一 100ml 量瓶中，用流动相稀释至刻度，摇匀，作为对照溶液。照含量测定项下的色谱条件，精密量取供试品溶液与对照溶液各 20μl，分别注入液相色谱仪，记录色谱图至供试品溶液主成分峰保留时间的 2 倍。供试品溶液的色谱图中如有与对照溶液中地塞米松峰保留时间一致的杂质峰，按外标法以峰面积计算，不得过 0.5%；其他单个杂质峰面积不得大于对照溶液中醋酸地塞米松峰面积的 0.5 倍（0.5%），各杂质峰面积（与地塞米松峰保留时间一致的杂质峰面积乘以 1.13）的和不得大于对照溶液中醋酸地塞米松峰面积（1.0%）。供试品溶液色谱图中小于对照溶液中醋酸地塞米松峰面积 0.01 倍（0.01%）的峰忽略不计。

【含量测定】　照高效液相色谱法（通则 0512）测定。

色谱条件与系统适用性试验 用十八烷基硅烷键合硅胶为填充剂；以乙腈-水（40∶60）为流动相；检测波长为240nm。取有关物质项下的对照溶液20μl注入液相色谱仪，出峰顺序依次为地塞米松与醋酸地塞米松，地塞米松峰与醋酸地塞米松峰的分离度应大于20.0。

测定法 取本品，精密称定，加甲醇溶解并定量稀释制成每1ml中约含50μg的溶液，作为供试品溶液，精密量取20μl，注入液相色谱仪，记录色谱图；另取醋酸地塞米松对照品，同法测定。按外标法以峰面积计算，即得。

三、仪器方法背景知识

本任务采用的是高效液相色谱法（简称 HPLC法），它是采用高压输液泵，将规定的流动相泵入装有填充剂的色谱柱，对供试品进行分离测定的色谱方法。注入的供试品，由流动相带入色谱柱内，各成分在柱内被分离，并依次进入检测器，由数据处理系统记录色谱信号。该法分离选择性好，分析速度快，重现性和准确度高，是常用的含量测定方法。

1. 高效液相色谱仪的组成 高效液相色谱仪由高压输液泵、进样器、色谱柱、检测器和数据处理系统组成（图4-16）。

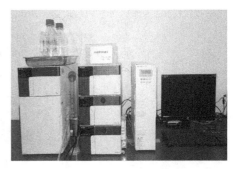

图4-16 岛津 LC-20AT 高效液相色谱仪

2. 色谱条件

（1）色谱柱：由不锈钢管柱和填充剂组成。色谱柱的类型包括反相色谱柱、正相色谱柱、离子交换色谱柱、手性分离色谱柱等。

其中，反相色谱柱是指以键合非极性基团的载体为填充剂填充而成的色谱柱。常用的填充剂有十八烷基硅烷键合硅胶（C_{18} 或 ODS）、辛基硅烷键合硅胶（C_8）和苯基键合硅胶等。

正相色谱柱是指用硅胶填充剂或键合极性基团的硅胶填充而成的色谱柱。常见的填充剂有硅胶、氨基键合硅胶和氰基键合硅胶等。氨基键合硅胶和氰基键合硅胶也可用于反相色谱柱。

常用色谱柱内径为4.6mm，长度为15cm、20cm和25cm三种（图4-17）。

（2）流动相：反相色谱系统的流动相常用甲醇-水系统和乙腈-水系统，正相色谱系统的流动相常用两种或两种以上的有机溶剂，如二氯甲烷和正己烷等。

流动相应具有足够的纯度，一般选用色谱纯试剂，并满足黏度小、检测器对流动相不产生响应、与固定相互不相溶、对试样各组分应有适当溶解度的要求。

流动相配置完毕后，应经0.45μm的微孔滤膜滤过，并需脱气处理（图4-18、图4-19）。

（3）检测器：常用的检测器为紫外-可见分光检测器，包括二极管阵列检测器，此外还有荧光检测器、蒸发光散射检测器、示差折光检测器、电化学检测器和质谱检测器等。

紫外、荧光、电化学检测器为选择性检测器，其响应值不仅与待测溶液的浓度有关，还与化合物的结构有关；蒸发光散射检测器和示差折光检测器为通用型检测器，对所有的化合物均有响应；蒸发光散射检测器对结构类似的化合物，其响应值几乎仅与待测物的质量有关；二极管阵列检测器可以同时记录待测物的吸收光谱，故可用于待测物的光谱鉴定和色谱峰的纯度检查。

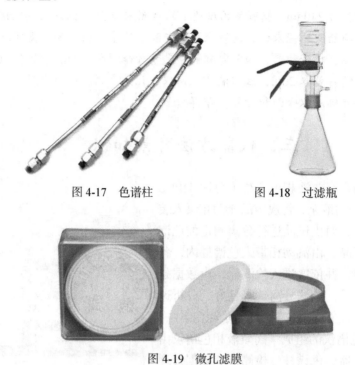

图 4-17　色谱柱　　　　　　图 4-18　过滤瓶

图 4-19　微孔滤膜

　　《中国药典》中各品种项下规定的条件除填充剂种类、检测器类型不得改变外，其余如色谱柱内径与长度、填充剂粒径、流动相流速、流动相组分比例、柱温、进样量、检测器灵敏度等，均可适当改变，以达到系统适用性的要求。

四、仪器的操作规程

仪器型号：岛津 LC-20AT 高效液相色谱仪（图 4-16）。

1. 开机前准备　检查仪器各部件的电源线、数据线和输液管道是否连接正常。

2. 开机

（1）接通电源，依次开启稳压电源、A 泵、B 泵、柱温箱、自动进样器、检测器、系统控制器，待泵和检测器自检结束后，打开电脑显示器、主机。

（2）打开"LC Solution 工作站"，单击"通道 1"，进入实时分析窗口，听到"滴"声后，电脑工作站与仪器完成连接（图 4-20）。

3. 排气泡

（1）先把吸滤头放入流动相瓶中，打开排液阀，按"purge 键"排液 2～3 分钟，purge 完毕后关闭排液阀。

（2）按"pump 键"启动泵送液（流速开始

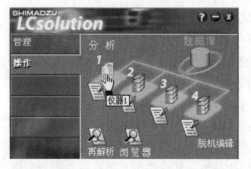

图 4-20　LC Solution 工作站登录界面

不宜太高，应为正常分析流速的 50%～80%），如有柱温条件可同时开启柱温箱，平衡系统 30 分钟左右。

4. 平衡系统

（1）在 LC Solution 工作站中，从"文件"菜单中选择"新建方法文件"，设定仪器参数，包括 LC 停止时间、采集时间、洗脱方式、泵的流速及压力，然后点击"下载"，将方法文件所设定的仪器参数传输到仪器。设定完毕后，点击"文件"菜单中选择"另存方法文件为"进行保存（图 4-21、图 4-22）。

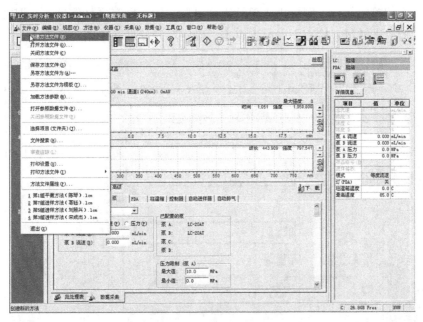

图 4-21　工作站"新建方法文件"界面

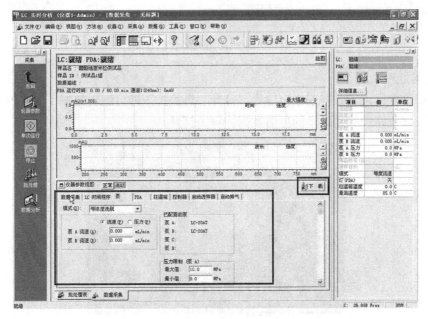

图 4-22　工作站"参数设定"界面

（2）待基线平稳后，即可进样。

5. 单针进样

（1）将样品置于样品架中，记录样品瓶位置。

（2）从"文件"菜单中选择"新建方法文件"，设定仪器参数，包括 LC 停止时间、采集时间、洗脱方式、泵的流速及压力、PDA 灯模式选择、检查波长范围，然后点击"文件"菜单中选择"另存方法文件为"，将新建好的方法文件以一个名称保存在合适路径的文件夹中。

（3）点击"单次运行"图标进入单针进样设置，输入所有样品信息、数据文件保存位置，样品瓶号、进样量，检查无误后，点击"确定"开始进样（图 4-23）。

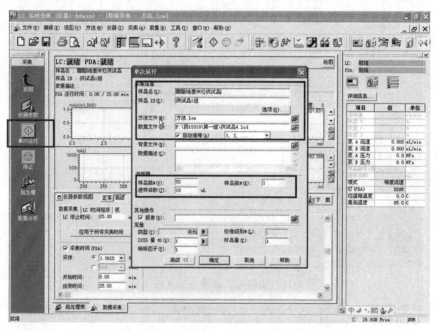

图 4-23　工作站"单次运行"界面

6. 数据处理

（1）待进样结束，数据采集完毕后，打开"再解析"即可编辑数据（图 4-24）。

（2）按存盘路径找到记录的色谱数据，双击打开。

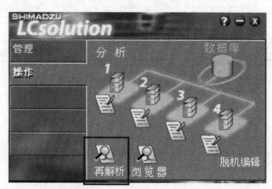

图 4-24　"再解析"登录界面

（3）点击"数据分析"，调整色谱图波长，进行分析（图4-25）。

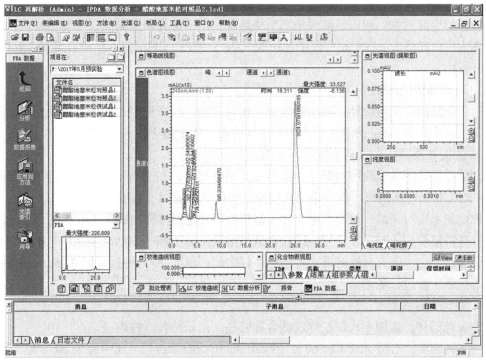

图4-25 再解析"数据分析"界面

（4）点击"数据报告"，按样品信息、色谱图、峰表三个部分生成报告，将其打印即可。

7. 冲洗色谱柱及关机

（1）数据采集完毕后，关闭检测器，继续以工作流动相冲洗10分钟后，换5%~10%甲醇水溶液冲洗。

（2）清洗柱：C18柱先用5%~10%甲醇水溶液以1ml/min冲洗3~5倍柱体积以上，再用甲醇或乙腈冲洗30分钟。其他色谱柱可参考其说明书进行冲洗保存。

（3）清洗完成后，先将流速逐渐降到0ml/min，再依次关闭泵、自动进样器等设备。关闭软件所有窗口，退出软件，再依次关闭电脑主机、显示器、打印机。断开电源。

（4）填写使用记录。

五、仪器与试剂

高效液相色谱仪、抽滤瓶、真空泵、超声仪、容量瓶、漏斗、样品瓶、0.45μm的微孔滤膜、甲醇、乙腈（色谱纯）、纯净水、超纯水。

六、实施步骤

1. 供试品溶液的制备

（1）取供试品20片，精密称定，计算出平均片重。

（2）将所取的 20 片供试品，研细，精密称取适量（约相当于醋酸地塞米松 2.5mg），置 50ml 量瓶中。

（3）加甲醇适量，超声使醋酸地塞米松溶解，用甲醇稀释至刻度，摇匀，滤过，取续滤液作为供试品溶液。置于超声仪中超声脱气 20 分钟后，用 0.45μm 的微孔滤膜（有机系）滤过，备用。

2. 对照品溶液的制备

（1）含量测定用对照品：取醋酸地塞米松对照品，精密称定，加甲醇溶液并定量稀释制成每 1ml 中约含 50μg 的溶液，作为对照品溶液。置于超声仪中超声脱气 20 分钟后，用 0.45μm 的微孔滤膜（有机系）滤过，备用。

（2）系统适用性试验用对照品：取供试品精密称定，加流动相溶解并定量稀释制成每 1ml 中约含 0.5mg 的溶液，作为系统适用性试验供试品溶液（临用新制）。

取地塞米松对照品，精密称定，加流动相溶解并定量稀释制成每 1ml 中约含 0.5mg 的溶液，精密量取 1ml 与系统适用性试验供试品溶液 1ml 置同一 100ml 量瓶中，用流动相稀释至刻度，摇匀，作为对照溶液。置于超声仪中超声脱气 20 分钟后，用 0.45μm 的微孔滤膜（有机系）滤过，备用。

3. 色谱条件选择

（1）色谱柱：选用十八烷基硅烷键合硅胶柱，记录柱长、柱内径。

（2）流动相：乙腈-水（40:60），用 0.45μm 的滤膜滤过后，超声脱气 20 分钟，备用。

（3）检测器及检测波长：紫外-可见分光检测器，检测波长 240nm。

知识链接

　　醋酸地塞米松的化学结构中，含有共轭结构，具有紫外吸收，在 240nm 处有最大吸收峰。

（4）进样量：供试品与对照品溶液均为 20μl。

（5）流速：1.0ml/min。

（6）柱温：室温。

4. 系统适用性试验　用十八烷基硅烷键合硅胶为填充剂；以乙腈-水（40:60）为流动相；检测波长为 240nm。取系统适用性试验用对照品 20μl 注入液相色谱仪，出峰顺序依次为地塞米松与醋酸地塞米松，地塞米松峰与醋酸地塞米松峰的分离度应大于 20.0。采用外标法时，通常连续进样 5 次，除另有规定外，其峰面积测量值的相对标准偏差（RSD）应不大于 2.0%。

5. 供试品溶液的含量测定

（1）精密量取供试品溶液 20μl，注入液相色谱仪，按高效液相色谱仪操作规程进行操作，记录色谱图。

（2）另取含量测定用对照品（醋酸地塞米松对照品）20μl，同法测定。

（3）按外标法以峰面积计算，即得。

6. 结束实训，清场

【注意事项】

（1）当采用外标法测定供试品主成分含量时，以自动进样器或定量环进样为好。

（2）气泡对测定结果的影响较大，应充分排除流动相、供试品溶液、对照品溶液及仪器管路中的气泡。

（3）实训结束后，要充分冲洗色谱仪的管路和色谱柱。

七、数 据 处 理

根据质量标准，本任务采用外标法进行含量测定，计算公式为

$$c_X = c_R \times \frac{A_X}{A_R}$$

$$标示量\% = \frac{c_X \times V \times D \times 平均片重}{m \times 标示量} \times 100\%$$

式中，c_X 为供试品的浓度；c_R 为对照品的浓度；A_X 为供试品的峰面积；A_R 为对照品的峰面积；m 为供试品的取样量；V 为供试品初次配制的体积；D 为稀释倍数。

根据计算结果，出具检验报告，判断实训药品是否符合《中国药典》（2015 年版）二部规定。

八、原始记录表（表4-7）

表4-7 高效液相色谱法检查原始记录

温度（℃）：　　　　湿度（%）：

检品名称		规格	
生产批号		生产厂家	
检品数量		取样日期	年　月　日
送检部门		检验日期	年　月　日
检验依据			
仪器名称及型号		仪器编号	
天平型号		天平编号	
色谱条件	色谱柱固定相类型： □C18　□C8　□TMS　□CN　□NH₂　□Si　□其他：_____ 粒径：_____μm　柱长：_____m×_____mm 柱温：_____℃　　预柱：□有 □无 流动相组成：_____ □恒比例洗脱：_____：_____ □梯度洗脱		

续表

色谱条件	□紫外检测器：波长_____nm　□其他检测器：_____ 流速：_____ml/min　进样量：_____µl
系统适用性试验	□理论板数（N）：_____　□拖尾因子：_____ □分离度（R）：_____ □重复性 RSD%：_____
分析方法	□外标法　　□内标法　　□归一化法 □其他：_____
对照品溶液的制备方法	
供试品溶液的制备方法	
检测结果	
数据处理	计算公式： 计算过程：
标准规定	
结论	

检验人：　　　　　　　　　　　　　复核人：

日　期：　　　　　　　　　　　　　日　期：

九、检验报告单（表4-8）

表4-8　检验报告单

检品名称		规格	
生产批号		生产厂家	
检品数量		取样日期	年　　月　　日
送检部门		检验日期	年　　月　　日
检验目的		报告日期	年　　月　　日
检验依据			

检验项目及结果		
项目名称	标准规定	检验结果

结论

本品按《中国药典》（2015年版）_____部进行上述项目检验，结果_____

检验人		复核人		审核人	

十、任务评价（表4-9）

表4-9　HPLC法测定醋酸地塞米松片含量任务评价

评价项目	考核技能点	分值	得分
实训准备	提前查阅资料，实训相关知识准备充分。试剂及设备选用合理，能设计实训操作流程	15	
供试品的处理	配制供试品溶液，滤过、脱气	10	

续表

评价项目	考核技能点	分值	得分
对照品的处理	配制对照品溶液，滤过、脱气	10	
高效液相色谱仪的操作	按照仪器操作规程开机、排除系统气泡	10	
	设置参数进行平衡系统	10	
	进样，设置分析参数	10	
	在色谱工作站中，进行数据分析，生成数据报告	10	
	冲洗色谱柱，关机	5	
检验记录	正确、及时记录实训的数据及现象	5	
清场	结束实训，按要求清洁仪器设备及实训台，摆放好所用药品	5	
检验报告	会正确进行数据处理，出具检验报告	10	
合计		100	

十一、任务拓展

1. 运用　高效液相色谱法在药物分析中应用非常广泛，除可用于进行含量测定外，还可以用于鉴别、杂质检查。

例如，醋酸地塞米松片【鉴别】项下规定：在含量测定项下记录的色谱图中供试品溶液主峰的保留时间应与对照品溶液主峰的保留时间一致。

例如，异烟肼【检查】项下"有关物质"的检查规定：取本品，加水溶解并稀释制成每 1ml 中约含 0.5mg 的溶液，作为供试品溶液；精密量取 1ml，置 100ml 量瓶中，用水稀释至刻度，摇匀，作为对照溶液。照含量测定项下的色谱条件，精密量取供试品溶液与对照溶液各 10μl，分别注入液相色谱仪，记录色谱图至主成分峰保留时间的 3.5 倍。供试品溶液的色谱图中如有杂质峰，单个杂质峰面积不得大于对照溶液主峰面积的 0.35 倍（0.35%），各杂质峰面积的和不得大于对照溶液主峰面积（1.0%）。

2. 测定法　高效液相色谱法的测定方法，除外标法外，还包括内标法、面积归一化法。

（1）内标法：采用内标法，可避免因样品前处理或进样体积误差对测定结果的影响。具体方法如下：

按各品种项下的规定，精密称（量）取对照品和内标物质，分别配成溶液，精密量取各适量，混合配成校正因子测定用的对照溶液。取一定量注入仪器，记录色谱图。测量对照品和内标物质的峰面积或峰高，按下式计算校正因子：

$$校正因子(f) = (A_S/c_S)/(A_R/c_R)$$

式中，A_S 为内标物质的峰面积或峰高；A_R 为对照品的峰面积或峰高；c_S 为内标物质的浓度；c_R 为对照品的浓度。

再取各品种项下含有内标物质的供试品溶液，注入仪器，记录色谱图，测量供试品中待测成分和内标物质的峰面积或峰高，按下式计算含量：

$$含量(c_X) = f·A_X/(A_S'/c_S')$$

式中，A_X 为供试品峰面积或峰高为供试品的浓度；A_S' 为内标物质的峰面积或峰高；c_S' 为内标物质的浓度；f 为校正因子。

例如，丁酸氢化可的松的含量测定：

色谱条件与系统适用性试验：用十八烷基硅烷键合硅胶为填充剂；以水-乙腈-冰醋酸（55：45：0.5）为流动相；检测波长为 240mn。理论板数按丁酸氢化可的松峰计算不低于 1500，丁酸氢化可的松峰与内标物质峰的分离度应符合要求。

内标溶液的制备：取甲睾酮，加甲醇溶解并稀释制成每 1ml 中约含 0.18mg 的溶液，即得。

测定法：取本品，精密称定，加甲醇溶解并定量稀释制成每 1ml 中约含 0.26mg 的溶液，精密量取该溶液与内标溶液各 5ml，置 50ml 量瓶中，用甲醇稀释至刻度，摇匀，取 2μl 注入液相色谱仪，记录色谱图；另取丁酸氢化可的松对照品，同法测定。按内标法以峰面积计算，即得。

（2）面积归一化法：按各品种项下的规定，配制供试品溶液，取一定量注入仪器，记录色谱图。测量各峰的面积和色谱图上除溶剂峰以外的总色谱峰面积，计算各峰面积占总峰面积的百分率。

用于杂质检查时，由于峰面积归一化法测定误差大，因此，本法通常只能用于粗略考察供试品中的杂质含量。除另有规定外，一般不宜用于微量杂质的检查。

（3）加校正因子的主成分自身对照法：测定杂质含量时，可采用加校正因子的主成分自身对照法。按各品种项下的规定，精密称（量）取杂质对照品和待测成分对照品各适量，配制测定杂质校正因子的溶液，进样，记录色谱图，按上述（1）内标法计算杂质的校正因子。此校正因子可直接载入各品种项下，用于校正杂质的实测峰面积。这些需作校正计算的杂质，通常以主成分为参照，采用相对保留时间定位。其数值一并载入各品种项下。

（4）不加校正因子的主成分自身对照法：测定杂质含量时，若没有杂质对照品，也可采用不加校正因子的主成分自身对照法。同上述（3）加校正因子的主成分自身对照法配制对照溶液并调节检测灵敏度后，取供试品溶液和对照溶液适量，分别进样，前者的记录时间，除另有规定外，应为主成分色谱峰保留时间的 2 倍，测量供试品溶液色谱图上各杂质的峰面积并与对照溶液主成分的峰面积比较，计算杂质含量。

项目五　综合检验技能提升

工作任务 1　维生素 C 注射液的质量分析

一、实　训　目　的

1. 会进行《中国药典》的查阅及标准解读。
2. 会进行薄层色谱法、紫外-可见分光光度法、滴定分析法、pH 计的操作。
3. 会利用薄层色谱法进行药物的鉴别及结果判断，利用紫外-可见分光光度法进行杂质检查，以及利用滴定分析法进行药物含量测定的结果处理。

二、仪　器　与　试　剂

1. 仪器　紫外-可见分光光度计、恒温水浴锅、微量进样器、紫外灯、pH 计、纳式比色管、酸式滴定管、碘量瓶、量筒、移液管。
2. 试剂　硅胶 GF$_{254}$、0.1mol/L 盐酸、0.05%亚甲蓝乙醇溶液、乙酸乙酯、乙醇、纯化水、新沸并放冷至室温的水、稀乙酸、氯化钙试液、草酸、丙酮、淀粉指示液、碘滴定液（0.05mol/L）。

三、实　训　内　容

1. 查阅质量标准　查阅《中国药典》（2015 年版），确定阿司匹林片的质量标准。解读质量标准，进行试剂的配制和仪器的准备。
2. 性状　本品为无色至微黄色的澄明液体。
3. 鉴别

（1）化学鉴别法：取本品，用水稀释制成 1ml 中含维生素 C 10mg 的溶液，取 4ml，加 0.1mol/L 的盐酸，混匀，加 0.05%亚甲蓝乙醇溶液 4 滴，置 40℃水浴中加热，3 分钟内溶液应由深蓝色变为浅蓝色或完全褪色。

（2）薄层色谱法：取本品，用水稀释制成 1ml 中约含维生素 C 1mg 的溶液，作为供试品溶液；另取维生素 C 对照品，加水溶解并稀释制成 1ml 中约含 1mg 的溶液，作为对照品溶液。照薄层色谱法试验，吸取上述两种溶液各 2μl，分别点于同一硅胶 GF$_{254}$ 薄层板上，以乙酸乙酯-乙醇-水（5：4：1）为展开剂，展开，晾干，立即（1 小时内）置紫外光灯（254nm）下检视。供试品溶液所显主斑点的位置和颜色应与对照品溶液的主斑点相同。

4. 检查

（1）pH：应为 5.0～7.0。

（2）颜色：取本品，用水稀释制成每 1ml 中约含维生素 C 50mg 的溶液，精密量取 5ml，加稀乙酸 1ml 与氯化钙试液 0.5ml 摇匀，放置 1 小时，作为供试品溶液；精密称取草酸 75mg，置 500ml 量瓶中，加水溶解并稀释至刻度，摇匀，精密量取 5ml，加稀乙酸 1ml 与氯化钙试液 0.5ml，摇匀，放置 1 小时，作为对照溶液。供试品溶液产生的浑浊不得浓于对照溶液（0.3%）。

5. 含量测定　本品含维生素 C（$C_6H_8O_6$）应为标示量的 93.0%～107.0%。

精密量取本品适量（约相当于维生素 C 0.2g），加水 15ml 与丙酮 2ml，摇匀，放置 5 分钟，加稀乙酸 4ml 与淀粉指示液 1ml，用碘滴定液（0.05mol/L）滴定，至溶液显蓝色并持续 30 秒钟不褪。每 1ml 碘滴定液（0.05mol/L）相当于 8.806mg 的 $C_6H_8O_6$。按下式计算标示量的百分含量：

$$标示量\% = \frac{V \times T \times F \times 每支容量}{V_{供试品} \times 标示量} \times 100\%$$

式中，V 为滴定液消耗的体积；T 为滴定度；F 为校正因子；$V_{供试品}$ 为供试品的取样体积。

【注意事项】

（1）维生素 C 结构中的连二烯醇具有较强的还原性，水中的溶解氧会给测定带来干扰，故含量测定时需要采用新沸并放冷的水作为溶剂。

（2）在维生素 C 注射液中有焦亚硫酸钠、亚硫酸氢钠或亚硫酸钠等抗氧剂，为消除上述辅料的干扰，可加入丙酮或甲醛，起到屏蔽作用，原理是丙酮或甲醛可与上述物质发生加成反应，生成加成物。

工作任务2　阿苯达唑片的质量分析

一、实 训 目 的

1. 会进行《中国药典》的查阅及标准解读。
2. 会进行紫外-可见分光光度法的操作。
3. 会利用紫外-可见分光光度法进行杂质检查、含量测定及结果处理。

二、仪 器 与 试 剂

1. 仪器　紫外-可见分光光度计、恒温水浴锅、溶出度仪、量筒、移液管、漏斗。
2. 试剂　乙醇、稀硫酸、乙酸铅试纸、碘化铋钾试液、0.1mol/L 盐酸、0.1mol/L 氢氧化钠溶液、冰醋酸。
3. 试药　阿苯达唑对照品。

三、实训内容

1. 查阅质量标准　查阅《中国药典》（2015年版），确定阿苯达唑片的质量标准。解读质量标准，进行试剂的配制和仪器的准备。

2. 性状　本品为类白色片糖衣片或薄膜衣片，除去包衣后显白色或类白色。

3. 鉴别

（1）化学鉴别法：取本品的细粉适量（约相当于阿苯达唑0.2g），加乙醇30ml，置水浴上加热使阿苯达唑溶解，滤过，滤液置水浴上蒸干，取残渣做以下试验：

1）取残渣约0.1g，置试管底部，管口放一湿润的乙酸铅试纸，加热灼烧试管底部，产生的气体能使乙酸铅试纸显黑色。

2）取残渣约0.1g，溶于微温的稀硫酸中，滴加碘化铋钾试液，即生成红棕色沉淀。

（2）紫外鉴别法：取含量测定项下的溶液，照紫外-可见分光光度法测定，在295mn的波长处有最大吸收，在277nm波长处有最小吸收。

4. 检查

溶出度：取本品，照溶出度与释放度测定法（第二法）以0.1mol/L盐酸900ml为溶出介质，转速为每分钟75转，依法操作，经45分钟时，取溶液滤过，精密量取续滤液适量，用0.1mol/L氢氧化钠溶液稀释制成每1ml中约含10μg的溶液，作为供试品溶液；另取阿苯达唑对照品约20mg，精密称定，置100ml量瓶中，加2%盐酸甲醇溶液5ml，振摇使溶解，用0.1mol/L盐酸稀释至刻度，摇匀，精密量取5ml置100ml量瓶中，用0.1mol/L氢氧化钠溶液稀释至刻度，摇匀，作为对照品溶液。照紫外-可见分光光度法，在308nm的波长处分别测定吸光度，计算每片的溶出量。限度为标示量的65%，应符合规定。

5. 含量测定　本品含阿苯达唑（$C_{12}H_{15}N_3O_2S$）应为标示量的90.0%～110.0%。

取本品20片（如为糖衣片则除去包衣），精密称定，研细，精密称取适量（约相当于阿苯达唑20mg），置100ml量瓶中，加冰醋酸10ml，振摇使阿苯达唑溶解，用乙醇稀释至刻度，摇匀，滤过，精密量取续滤液5ml，置100ml量瓶中，用乙醇稀释至刻度，摇匀，照紫外-可见分光光度法，在295mn的波长处测定吸光度，按$C_{12}H_{15}N_3O_2S$的吸收系数（$E_{1cm}^{1\%}$）为444计算，即得。按下式计算标示量的百分含量：

$$标示量\% = \frac{\dfrac{A}{E_{1cm}^{1\%}} \times \dfrac{1}{100} \times V \times D \times 平均片重}{m \times 标示量} \times 100\%$$

式中，A为吸光度；$E_{1cm}^{1\%}$为百分吸收吸收；V为溶解体积；D为稀释倍数；m为供试品的取用量。

【注意事项】

（1）吸光度测定时，比色皿应配对。

（2）所用的分光光度计应经过严格检定，特别是波长准确度和吸光度精度要进行校正。

（3）根据质量标准中对取样量精密度要求正确选择量具。

工作任务 3　阿司匹林片的质量分析

一、实训目的

1. 会进行《中国药典》的查阅及标准解读。

2. 会进行高效液相色谱仪的操作。

3. 会利用高效液相色谱法进行特殊杂质的检查及结果判断，以及药物含量测定的结果处理。

二、仪器与试剂

1. 仪器　高效液相色谱仪、十八烷基硅烷键合硅胶柱、溶出度仪、电子天平、研钵、漏斗、100ml 量瓶、50ml 量瓶。

2. 试剂　三氯化铁试液、1%冰醋酸的甲醇溶液、盐酸溶液、乙腈、四氢呋喃、冰醋酸、纯化水。

3. 试药　阿司匹林对照品、水杨酸对照品。

三、实训内容

1. 查阅质量标准　查阅《中国药典》（2015 年版），确定阿司匹林片的质量标准。解读质量标准，进行试剂的配制和仪器的准备。

2. 性状　本品为白色片。

3. 鉴别

（1）化学鉴别法：取本品的细粉适量（约相当于阿司匹林 0.1g），加水 10ml，煮沸，放冷，加三氯化铁试液 1 滴，即显紫堇色。

（2）高效液相色谱法：在含量测定项下记录的色谱图中，供试品溶液主峰的保留时间应与对照品溶液主峰的保留时间一致。

4. 检查

（1）游离水杨酸：临用新制。取本品细粉适量（约相当于阿司匹林 0.5g），精密称定，置 100ml 量瓶中，用 1%冰醋酸的甲醇溶液振摇使阿司匹林溶解，并稀释至刻度，摇匀，用滤膜滤过，取续滤液作为供试品溶液；取水杨酸对照品约 15mg，精密称定，置 50ml 量瓶中，加 1%冰醋酸的甲醇溶液溶解并稀释至刻度，摇匀，精密量取 5ml，置 100ml 量瓶中，用 1%冰醋酸的甲醇溶液稀释至刻度，摇匀，作为对照品溶液。照阿司匹林游离水杨酸项下的方法测定。供试品溶液色谱图中如有与水杨酸峰保留时间一致的色谱峰，按外标法以峰面积计算，不得过阿司匹林标示量的 0.3%。

（2）溶出度：取本品，照溶出度与释放度测定法（第一法），以盐酸溶液（稀盐酸 24ml 加水至 1000ml，即得）500ml（50mg 规格）或 1000ml（0.1g、0.3g、0.5g 规格）为溶出介质，转速为每分钟 100 转，依法操作，经 30 分钟时，取溶液 10ml 滤过，取续滤液作为供试品溶液；另取阿司匹林对照品，精密称定，加 1%冰醋酸的甲醇溶液溶解并稀释制成每 1ml 中含 0.08mg（50mg、0.1g 规格）、0.24mg（0.3g 规格）或 0.4mg（0.5g 规格）的溶液，作为阿司匹林对照品溶液；取水杨酸对照品，精密称定，加 1%冰醋酸的甲醇溶液溶解并稀释制成每 1ml 中含 0.01mg（50mg、0.1g 规格）、0.03mg（0.3g 规格）或 0.05mg（0.5g 规格）的溶液，作为水杨酸对照品溶液。照含量测定项下的色谱条件，精密量取供试品溶液、阿司匹林对照品溶液与水杨酸对照品溶液各 10μl，分别注入液相色谱仪，记录色谱图。按外标法以峰面积分别计算每片中阿司匹林与水杨酸含量，将水杨酸含量乘以 1.304 后，与阿司匹林含量相加即得每片溶出量。限度为标示量的 80%，应符合规定。

5. 含量测定　本品含阿司匹林（$C_9H_8O_4$）应为标示量的 95.0%～105.0%。

（1）色谱条件与系统适用性试验：用十八烷基硅烷键合硅胶为填充剂；以乙腈-四氢呋喃-冰醋酸-水（20∶5∶5∶70）为流动相；检测波长为 276nm。理论板数按阿司匹林峰计算不低于 3000，阿司匹林峰与水杨酸峰的分离度应符合要求。

（2）测定法：取本品 20 片，精密称定，充分研细，精密称取细粉适量（约相当于阿司匹林 10mg），置 100ml 量瓶中，用 1%冰醋酸的甲醇溶液强烈振摇使阿司匹林溶解，并用 1%冰醋酸的甲醇溶液稀释至刻度，摇匀，滤膜滤过，取续滤液作为供试品溶液，精密量取 10μl 注入液相色谱仪，记录色谱图；另取阿司匹林对照品，精密称定，加 1%冰醋酸的甲醇溶液振摇使溶解并定量稀释制成每 1ml 中约含 0.1mg 的溶液，同法测定。按外标法以峰面积计算，即得。

$$标示量\% = \frac{c_R \times \frac{A_X}{A_R} \times V \times 平均片重}{m \times 标示量} \times 100\%$$

式中，c_R 为对照品的浓度；A_X 为供试品的峰面积；A_R 为对照品的峰面积；m 为供试品的取样量；V 为供试品初次配制的体积。

【注意事项】

（1）使用溶出度仪、高效液相色谱仪等仪器时应按照仪器使用说明书或者仪器操作规程进行使用，并进行仪器的适用性及性能确认试验。

（2）高效液相色谱的流动相应选用色谱纯试剂。配制完毕后，要用 0.45μm 的微孔滤膜进行过滤（注意区分水系膜和有机系膜的使用范围）以及脱气。

（3）供试品处理后，须经 0.45μm 的微孔滤膜过滤后，方可进样。

（4）实验结束后，一般先用低浓度的甲醇水溶液，冲洗整个管路 30 分钟以上，再用甲醇冲洗。

参考文献

国家药典委员会，2015. 中华人民共和国药典（2015 年版）一部. 北京：中国医药科技出版社

国家药典委员会，2015. 中华人民共和国药典（2015 年版）二部. 北京：中国医药科技出版社

国家药典委员会，2015. 中华人民共和国药典（2015 年版）四部. 北京：中国医药科技出版社

刘文英，2007. 药物分析. 第 6 版. 北京：人民卫生出版社

张士清，2015. 药物分析. 第 3 版. 北京：科学出版社

中国药品生物制品检定所，中国药品检验总所，2010. 中国药品检验标准操作规范（2010 年版）. 北京：中国医药科技出版社

附录一　岗位标准规程

一、实验室管理标准规程（表附 1-1）

表附 1-1　实验室管理标准规程

文件名称	实验室管理标准规程				
文件编号	××××××			版本号	××版
制定人		制定日期	年　月　日	制定部门	质保部
审核人		审核日期	年　月　日	审核部门	技术部
审核人		审核日期	年　月　日	审核部门	质保部
批准人		批准日期	年　月　日	批准	质量管理负责人
颁发部门	GMP 办	颁发日期	年　月　日	分发部门	质保部、GMP 办
文件类型	管理标准	执行日期	年　月　日	执行部门	质保部
制定依据	《药品生产质量管理规范》（2010 年修订）				

【目的】　建立实验室管理标准规程，规范实验室的管理。

【范围】　适用于实验室的管理。

【职责】　质量管理（QC）主管、检验员、质保部经理对本规程的实施负责。

【内容】

1. 上班时间所有工作人员必须穿工作服。

2. 未经允许，任何人不准擅自进入实验室。与检验无关的物品不准带入实验室，严禁在实验内吃东西、吸烟。

3. 实验人员需持有检验员上岗证方可上岗。

4. 有防火、防爆、防中毒、防触电的安全预防措施。

5. 实验室物品应归类摆放，物品必须保持清洁、整齐、有序。

6. 所有拆封后的试剂、试药，应分类摆放于试剂柜内；试液、指示剂放于试剂架上；对照品溶液存放于冷藏柜内；滴定液、标准液、储备液储存于标液室的柜内。瓶签一律向外，排列整齐有序。

7. 常用玻璃仪器应分类摆放在检验室玻璃仪器柜内，试管放于试管架上。

8. 检验室的清洁卫生按区域划定责任人，按有关要求进行清洁。

9. 有保证实验室符合检验工作环境条件的措施。

10. 电热恒温水浴锅、高温电阻炉、干燥箱（理化用）、恒温恒湿培养箱存放于高温室。

11. 超声波清洗器、微波消解仪、赶酸仪存放于消解室。

12. 酸度计、崩解仪、真空泵、离心机、粉碎机等小型常用设备放于理化室。

13. 高效液相色谱仪、气相色谱仪、原子吸收分光光度计、紫外-可见分光光度计、薄层扫描仪存放于精密仪器室。

14. 生物显微镜、三用紫外分析仪、电导率仪、旋光仪存放于常规仪器室。

15. 电子天平存放于天平室。

16. 冷藏柜（理化用）存放于标液室。

17. 冰箱（卫检用）、培养箱、消毒锅、干燥箱（卫检用）、低温医用冰箱存放于微生物检测室。

二、实验室安全工作管理标准规程（表附 1-2）

表附 1-2　实验室安全工作管理标准规程

文件名称				实验室安全工作管理标准规程	
文件编号		××××××		版本号	××版
制定人		制定日期	年　月　日	制定部门	质保部
审核人		审核日期	年　月　日	审核部门	技术部
审核人		审核日期	年　月　日	审核部门	质保部
批准人		批准日期	年　月　日	批准	质量管理负责人
颁发部门	GMP 办	颁发日期	年　月　日	分发部门	质保部、GMP 办
文件类型	管理标准	执行日期	年　月　日	执行部门	质保部
制定依据	《药品生产质量管理规范》（2010 年修订）				

【目的】　建立实验室安全工作管理标准规程，规范实验室安全工作管理。

【范围】　适用于实验室工作人员技术安全、防火安全的管理。

【职责】　QC 主管、检验员对本规程的实施负责。

【内容】

1. 实验室工作人员技术安全管理

（1）操作前应熟悉原理和注意事项，仔细检查仪器安装是否良好。

（2）在进行一切有可能损伤眼睛的操作时必须戴上保护眼镜。

（3）严格遵守检验操作规程和仪器、设备使用操作规程。

（4）使用危险品试剂（易燃、易爆、有毒有害）时，室内至少两人，并做好防护措施以减少人身事故和火灾的发生。

（5）在使用玻璃仪器时，注意不要被玻璃割伤（扎伤）。

（6）用试管加热液体时，不要把试管口朝向自己或邻近的人员。

（7）当眼睛内进入溶液飞沫或其他异物时，首先立即用大量清水冲洗，然后到就近医院就医。

（8）在使用移液管吸取液体时，禁止用口吸取。

（9）操作中要集中精力按操作步骤进行，不要与人闲谈。禁止离开岗位，不得违章操作。

（10）取完试剂后要盖紧塞子，不得弄错瓶塞。

（11）不得用鼻子对准瓶口闻味。如需闻试剂的气味时，将瓶口远离鼻子，用手在试剂上方扇动，使气流吹向自己，闻出其味。

（12）易挥发或放出有毒、有害气体的试剂瓶用蜡封口。

（13）严禁用舌头尝试剂。

（14）配制有毒药品及洗液等易腐蚀液体时应采取防护措施：穿戴好胶皮手套、面罩、胶鞋，防止因药品溅出造成灼伤。

（15）取腐蚀性、刺激性的物质时不得用手直接接触，应使用工具。

（16）稀释浓硫酸时，应边搅拌边徐徐将酸倒入水中，不得将水倒入酸中，以防溅出，发生危险。

（17）不得用试验器皿盛装食品和饮料，不得在化验室内吃东西。

（18）检查线路或机壳是否漏电时应用电笔，并注意电线的绝缘层是否有破损，地线焊接是否牢固。

（19）推拉电闸时不要面对电闸，以免电火花灼伤眼睛。

（20）不得用湿布擦洗电器设备。

（21）检查电器设备是否发热时，以手背试壳，不用手掌面去触试，以免因触电痉挛发生危险。

（22）检验结束后进行安全检查，离开时要关闭一切电源、水源、气源，关好门窗。

2. 实验室防火安全规程

（1）火焰口装置应远离易燃、易爆试剂。

（2）若实验室内存有较大量易燃、易爆试剂时，应贴有醒目的状态标记："严禁火种""严禁吸烟"等字样。

（3）放置易燃、易爆试剂的房间内不得有煤气嘴、酒精灯以及会产生电火花的任何电器设备，室内应有通风装置。

（4）使用易燃、易爆试剂或产生有毒有害气体的实验必须在不燃结构的通风橱内进行。严禁靠近火源，以免发生危险。

（5）易燃、易爆试剂必须封口，置阴凉通风处保存。

（6）化学试剂、物品贮存室内不准进行实验工作。

（7）实验室内不可贮存大量的化学危险品，化学危险品需放在专门房间。

（8）实验室内避免火花。所有电气开关、电插座等必须密封，使电火花与外部空气隔绝。

（9）冰箱内不准存放无盖试剂、试药。

（10）实验室内严禁吸烟。

（11）实验室内备有救火用的沙子。

（12）日光能直射进房间的实验室内必须有窗帘，日光能照射的区域内不宜放置烧瓶、加热时易燃的物质和受热易挥发的物质。

（13）灭火器、消防设施应装在实验室门口外附近，以便于取用为准。

（14）压力容器严禁带压操作。操作过程中应有专人看管，排压后方可打开。

（15）化学试剂由专人保管。保管人员应经常检查现库试剂情况，发现渗漏及时处理，废旧包装不得在库内堆放。搬运化学物品时严禁滚动、撞击。

（16）库内严禁吸烟，禁止明火照明。

三、剧毒化学品管理标准规程（表附1-3）

表附1-3　剧毒化学品管理标准规程

文件名称	剧毒化学品管理标准规程			
文件编号	××××××		版本号	××版
制定人		制定日期　年　月　日	制定部门	质保部
审核人		审核日期　年　月　日	审核部门	技术部
审核人		审核日期　年　月　日	审核部门	质保部

续表

批准人		批准日期	年　月　日	批准	质量管理负责人
颁发部门	GMP 办	颁发日期	年　月　日	分发部门	质保部、行政部、采购部、GMP 办
文件类型	管理标准	执行日期	年　月　日	执行部门	质保部、行政部、采购部
制定依据	《药品生产质量管理规范》（2010 年修订）				

【目的】　为严格执行《危险化学品安全管理条例》等有关法规和制度，加强对危险化学品的安全管理，确保安全生产，特制定本规程。

【范围】　适用于本单位使用的剧毒化学品的管理。

【职责】　质保部、行政部、采购部对本规程的实施负责。

【内容】

1. 总则　本单位储存、运输、使用危险化学品和处置危险化学品，必须遵守本规程和《危险化学品安全管理条例》等安全生产法律，以及其他有关行政法规的规定。

2. 人员　本单位主要负责危险化学品储存、运输、使用、处置的人员必须保证本单位危险化学品的安全管理符合《危险化学品安全管理条例》等有关法律、法规、规章、规定及国家标准的要求，并对本单位危险化学品的安全负责，接受有关法律、法规、规章和安全知识、专业技术、职业卫生和应急救援知识的培训，并经考核合格，方可上岗作业。

3. 分工

（1）本单位质保部负责危险化学品监督管理工作。

（2）行政部负责危险化学品的公共安全管理和剧毒化学品的安全管理工作。

（3）质保部负责危险化学品包装物或容器的质量监督管理、废弃危险化学品处置的监督管理工作。

4. 安全

（1）储存、使用危险化学品，应当根据危险化学品的种类、特性，在作业场所设置相应的通风、防火、防爆等安全设施。

（2）在储存场所设报警装置，并保证在任何情况下处于正常使用状态。

（3）应当对剧毒化学品的储存量和用途如实记录，并采取必要的保护措施，防止剧毒化学品被盗、丢失或者误用。剧毒化学品的使用场所和从业人员，必须配有专用防护用品。

（4）剧毒品置于柜中储存，双人双锁保管，各自保管一把钥匙，并建立《剧毒品台账》，见《检验物资台账及检查记录》。

（5）运输剧毒品，应由行政部派专人押运，押运人员不得少于两人。运输上述物品的车辆不准在繁华的街道上行驶，严禁超速、超车和强行会车等。

（6）发生剧毒化学品被盗、丢失、误售、误用后应立即向当地公安部门报告。

5. 剧毒化学品的发放

（1）剧毒品领用应有领用人、发用人在场，由保管人员负责称量复核原包装重量，应与原包装验收重量或上次取用封口条标注重量相符，检查原包装的完整性、封口严密、封口条完好、标签完整、外标识完整无误后，开封取样。

（2）取样完毕后，加贴封口条，注明封口人、封口日期、剩余毛重。

（3）保管员填写《剧毒品领用记录》，见《检验用物资领用记录》，注明剩余毛重，领用人、发用人签字确认。

（4）发放记录保存至试剂用完后 5 年销毁。

6. 剧毒化学品处理

对含铅、砷、汞等剧毒化学品检验废物，应按照《实验室"三废"处理管理标准规程》进行处理后排放。

7. 本制度如有与国家法律、行政法规及地方规定相抵触之处，按上级有关规定执行。

8. 相关记录 《检验用物资领用记录》。

四、易制毒化学品管理标准规程（表附 1-4）

表附 1-4　易制毒化学品管理标准规程

文件名称	易制毒化学品管理标准规程				
文件编号	××××××			版本号	××版
制定人		制定日期	年 月 日	制定部门	质保部
审核人		审核日期	年 月 日	审核部门	技术部
审核人		审核日期	年 月 日	审核部门	质保部
批准人		批准日期	年 月 日	批准	质量管理负责人
颁发部门	GMP办	颁发日期	年 月 日	分发部门	质保部、采购部、GMP办
文件类型	管理标准	执行日期	年 月 日	执行部门	质保部
制定依据	《药品生产质量管理规范》（2010 年修订）				

【目的】 根据《全国人民代表大会常务委员会关于禁毒的决定》和《禁毒条例》的有关规定，防止易制毒化学品流入非法渠道，结合企业实际，特制定易制毒化学品管理标准规程，用以规范易制毒化学品的管理。

【范围】 适用于本单位使用的易制毒化学品的管理。

【职责】 质保部经理、QC 主管、检验员对本规程的实施负责。

【内容】

1. 易制毒化学品的购买

（1）依据检验需要量，由负责保管的人员报采购计划，经 QC 主管审核同意后，填写《申购单》，报质保部经理批准。

（2）经质保部经理批准后，由采购部采购员按易制毒品购买管理规定进行购买。

2. 易制毒化学品的接收

（1）专人保管：易制毒化学品的保管员由 QC 主管指定检验员担任，负责易制毒化学品的管理工作。管理员具有较高的素质和品质，有一定的专业和安全知识。

（2）保管员验收

1）保管员核对实物与《申购单》的一致性。

2）检查易制毒化学品的包装完好，外观无破损，密封性、标签完整等，及时填写《检验物资台账及检查记录》。

3. 易制毒化学品的贮存保管

（1）易制毒化学品双人双锁保管，置于柜中贮存，账物相符。

（2）严格按各品种项要求的贮存环境及条件贮存。

（3）无关人员严禁进入易制毒化学品的存放室。不得在室内休息、饮食、吸烟。

4. 易制毒化学品应有领用记录即填写《检验用物资领用记录》，记录上应有领用人、发放人签名。

5. 发放记录保存至试剂用完后 5 年销毁。

6. 易制毒化学品的销毁

（1）凡超过有效期或使用期的、因理化性质发生改变的易制毒品应销毁。

（2）试剂保管人员填写《易制毒品销毁申请单》，经 QC 主管审核同意，报质保部经理批准。申请内容包括：试剂名称、规格、数量、购进日期、销毁原因、销毁方法、安全措施、申请日期、申请人。

（3）严格填写《易制毒品销毁记录》。内容包括：除销毁报告内容外，注明销毁人、监销人（2 人）、销毁日期等。记录整洁、完整，归档保存至销毁后 2 年。

7. 相关记录　《申购单》《检验物资台账及检查记录》《检验用物资领用记录》《易制毒品销毁申请单》《易制毒品销毁记录》。

五、对照品、标准品管理标准规程（表附 1-5）

表附 1-5　对照品、标准品管理标准规程

文件名称	对照品、标准品管理标准规程				
文件编号	××××××			版本号	××版
制定人		制定日期	年 月 日	制定部门	质保部
审核人		审核日期	年 月 日	审核部门	技术部
审核人		审核日期	年 月 日	审核部门	质保部
批准人		批准日期	年 月 日	批　准	质量管理负责人
颁发部门	质保部	颁发日期	年 月 日	分发部门	质保部、GMP办
文件类型	管理标准	执行日期	年 月 日	执行部门	质保部
制定依据	《药品生产质量管理规范》（2010 年修订）				

【目的】　建立检验分析用对照品、标准品的管理规程，规范对照品、标准品管理。

【范围】　本规程适用于检验用对照品、标准品管理。

【职责】　QC 负责人、试剂保管员对本规程的实施负责。

【内容】

1. QC 管理员　应由具有一定药学或分析专业知识，熟悉标准品的性质和贮存条件，经过专门培训的人员担任。

2. 对照品的年度计划　QC 管理员每年第四季度根据企业生产品种综合计划（下年度）作为对照品购买计划和文字说明。内容包括标准品名称、规格、数量、等级、价格、库存数、检验品种名称。由于对照品价格较贵，所有计划量要合理，做到既不浪费，又能保证正常的检验工作。经质保部经理批准。

3. 对照品的购买

（1）由管理人员提交购买计划，主管复核后填写申购单，报部门经理批准，同时报资金计划。

（2）购买一般到当地药检所或中国食品药品检定研究院直接购买或邮购。

4. 因某种特殊原因临时需要购买对照品的，经质保部经理批准后，可直接购买。

5. 对照品的接收

（1）对照品购进后，检查外包装是否完好、洁净、封口是否严密。

（2）复核与购买单的一致性，准确无误。

（3）填写对照品购进记录，内容包括：品名、批号、规格、数量、等级、购进日期、来源、检查人等。

（4）根据对照品的性质将对照品放到适宜的容器中，置于规定的位置。

6. 对照品的贮存

（1）应根据对照品的理化性质、贮存要求的不同选择适宜贮存环境和条件。

（2）贮存室应尽量保证室内阴凉、干燥、避光、通风、特殊品种要严格按照规定的贮存条件妥善保存。

（3）已开启的对照品应放在干燥器中保存。

（4）管理员每周检查温度、湿度并作记录。凡不符合规定要求的，应及时调整纠正。梅雨季节要增加去湿措施。

（5）特殊对照品（毒性、麻醉、精神）应置于专柜中贮存，双人双锁保管，其他对照品上锁管理，对照品必须分别建立台账。

7. 对照品的发放

（1）管理人员负责发放。

（2）领用人员填写领用记录，内容包括：品名、规格、等级、数量、日期、领用人、复核人等。

（3）管理人员检查即将发放的对照品与领用记录登记品种的一致性。无误后签字发放。

8. 对照品的贮存期　一般按对照品的规定贮存期限执行，没有期限的，化学提纯物对照品原则上为 3 年，生物试剂和不稳定的对照品为 6 个月。

9. 已配制的对照品的贮存期　稳定的对照品密封冰箱内保存 6 个月；不稳定的对照品临用前配制。

六、试剂、试液管理标准规程（表附 1-6）

表附 1-6　试剂、试液管理标准规程

文件名称	试剂、试液管理标准规程				
文件编号	××××××			版本号	××版
制定人		制定日期	年　月　日	制定部门	质保部
审核人		审核日期	年　月　日	审核部门	技术部
审核人		审核日期	年　月　日	审核部门	质保部
批准人		批准日期	年　月　日	批准	质量管理负责人
颁发部门	GMP 办	颁发日期	年　月　日	分发部门	质保部、GMP 办
文件类型	管理标准	执行日期	年　月　日	执行部门	质保部
制定依据	《药品生产质量管理规范》（2010 年修订）				

【目的】　制定试剂、试液管理标准规程，确保试剂、试液的有序管理。

【范围】　本规程适用于检验用试剂与试液的管理。

【职责】　质保部试剂与试液管理员对本规程的实施负责。

【内容】

1. 试剂、试液必须从评估合格的供应商处采购。应根据检验工作要求及需要量来确定采购试剂的等级及数量，在满足检验工作需要量的前提下，应保持贮存量少，贮存期短。

2. 实验室的试剂、试液设专库贮存，指定专人保管，该管理员应具备一定的专业知识并有高度责任心，能保证化学试剂按规定的要求贮存，且负责试剂、试液的发放和登记工作。

3. 购入的试剂、试液，保管员应认真检查核对，确认无误后方可收货入库，同时填写《检验物资台账及检查记录》。

4. 经检查无误的试剂、试液，应按固体、液体分柜存放；并按易燃品、腐蚀性、剧毒品、一般试剂、易制毒、基准试剂、指示剂等实行分类管理，分柜存放，放入指定位置。

5. 化学试剂的贮存

（1）易潮解吸湿、易失水风化、易挥发、易吸收二氧化碳、易氧化、易吸水变质的化学试剂，须密塞或蜡封保存。

（2）见光易变色、分解、氧化的化学试剂需避光保存。

（3）爆炸品、剧毒品、易燃品、腐蚀品等应单独存放。

（4）某些高活性试剂应低温干燥贮存。

（5）剧毒试剂按《剧毒化学品管理标准规程》进行管理。

6. 配制试剂的贮存

（1）已配制试剂一般在实验室操作区内保存，保存条件略低于化学试剂贮存室，因而这部分试剂的管理尤为重要。除执行化学试剂贮存要求外，还应特别注意其外观的变化。

（2）由使用人员负责保管。稳定性好的一般贮存 6 个月，过期不得使用，须重新配制。

（3）注意避免阳光直射和保持室内通风。

（4）配制试剂要封口严密，瓶口或瓶盖损坏要及时更换。

7. 化学试剂的发放

（1）试剂管理员负责试剂的发放工作。

（2）发放人检查包装完好，标签完好无误方可发放。

8. 试液批号制定原则：用 7 位数表示，前四位表示年号，后三位表示序号。如：2014001，表示 2014 年配制的一批试液。

9. 严禁在库内吸烟或动用明火。

10. 试剂、试液不得留作他用，不准私自送人。外单位借用时，需经实验室负责人批准。

11. 相关记录　《检验物资台账及检查记录》。

七、滴定液管理标准规程（表附 1-7）

表附 1-7　滴定液管理标准规程

文件名称	滴定液管理标准规程				
文件编号	××××××			版本号	××版
制定人		制定日期	年　月　日	制定部门	质保部

续表

审核人		审核日期	年　月　日	审核部门	技术部
审核人		审核日期	年　月　日	审核部门	质保部
批准人		批准日期	年　月　日	批准	质量管理负责人
颁发部门	GMP 办	颁发日期	年　月　日	分发部门	质保部、GMP 办
文件类型	管理标准	执行日期	年　月　日	执行部门	质保部
制定依据	《药品生产质量管理规范》（2010 年修订）				

【目的】　建立滴定液管理标准规程，使滴定液的管理规范化，以保证该检验数据准确无误，更好地控制产品质量。

【范围】　适用于检验分析用滴定液的管理。

【职责】　QC 主管、检验员对本规程的实施负责。

【内容】

1. 配制的管理

（1）环境要求：标液室内有空调设施，温度控制在 20℃±5℃，相对湿度 45%～75%。

（2）配制前准备：配制前，首先检查所领试剂是否满足配制要求，瓶签是否完好，包装应完整，封口严密，无污染。所领试剂应在规定的使用期内，并符合其规定要求。

（3）称重规定

1）所用天平的称量范围及精度必须与所称样品要求相符，有计量部门签发的计量合格证，且在规定的期限内。

2）称量样品所用容器均应洁净、无痕迹、无残留物。

（4）配制的规定

1）所有使用的玻璃量器，均选用一等品和二等品，并经校正合格。

2）严格按配制方法进行操作，实验操作规范，符合要求。室内温度不符合规定要求时不得进行标定和复标。

3）配制好的滴定液放在与该滴定液性质相适应的洁净瓶中，贴好有关状态标记。

4）按规定程序进行标定，做三份平行试验，相对偏差≤0.1%。

5）由第二人进行复标，做三份平行试验，相对偏差≤0.1%。

6）标定与复标结果的相对偏差≤0.1%，否则重标。

7）以上各项操作均做《滴定液标定记录》。

8）复标后合格的滴定液贴好标签。内容包括：品名、浓度、配制者、配制日期、标定人、标定日期、复标人、复标日期、有效期等。

9）滴定液的有效期一般为 3 个月，特殊的另行规定。超过有效期需重新标定后使用。

2. 滴定液的贮存管理

（1）贮存环境与滴定液配制操作室相同。

（2）指定一名检验员负责对滴定液进行管理。

（3）按规定的位置排列有序。

（4）每日检查室内温度、湿度，不符合要求时及时采取相应措施，并详细记录。

（5）保持室内干净、整洁、有序。

3. 滴定液的发放

（1）滴定液管理员负责滴定液的发放工作。

（2）所有部门需用的滴定液由 QC 室发放，不得自行配制。

（3）超过有效期的滴定液不得发放。

（4）发放需填写《滴定液发放记录》。其内容包括品名、浓度、有效期、数量、编号、领用部门、领用日期、领用人、发放人等。

（5）所有领用滴定液的容器均应具塞，并严格按《玻璃仪器清洗操作标准规程》清洗干净，烘干后使用。

（6）领用滴定液的容器应贴好标签。

4. 相关记录　《滴定液标定记录》《滴定液发放记录》。

八、容量玻璃器具校验管理标准规程（表附 1-8）

表附 1-8　容量玻璃器具校验管理标准规程

文件名称	容量玻璃器具校验管理标准规程				
文件编号	××××××			版本号	××版
制定人		制定日期	年　月　日	制定部门	质保部
审核人		审核日期	年　月　日	审核部门	技术部
审核人		审核日期	年　月　日	审核部门	质保部
批准人		批准日期	年　月　日	批准	质量管理负责人
颁发部门	GMP 办	颁发日期	年　月　日	分发部门	质保部、GMP 办
文件类型	管理标准	执行日期	年　月　日	执行部门	质保部
制定依据	《药品生产质量管理规范》（2010 年修订）				

【目的】　建立容量玻璃器具校验管理标准规程，规范容量玻璃器具的校验。

【范围】　适用于容量玻璃器具的校验。

【职责】　QC 校验员、QC 主管对本规程实施负责。

【内容】

1. 容量玻璃器具　是指在容量分析中需要比较准确容积的玻璃器具。它们在使用前需要校验，并填写《玻璃仪器校验记录》，校验合格后贴上合格证，并规定使用期限；校验不合格者不得使用。常用的容量玻璃器具有滴定管、移液管、容量瓶、量筒等。

2. 测定液体体积的基本单位是 ml。1ml 是指在真空中，1g 重的水在最大密度（3.98℃）时所占的体积。3.98℃以上时，水的密度随温度的升高而减少。不同温度下，水的密度已准确测得，它为玻璃容器的体积校正提供了依据。玻璃容器的校正就是称量一定量的水，然后根据该温度时水的密度将重量换算成体积。

3. 检定条件　室温20℃±5℃；室内温度变化不大于1℃/h；水温与室温之差不得超过2℃。

4. 检定项目见表附 1-9。

表附 1-9　检定项目

品名	滴定管	移液管	容量瓶	量筒和量杯	注射器
项目	1. 水的流出时间 2. 容量检定	1. 水的流出时间 2. 容量检定	容量检定	容量检定	容量检定

5. 检定方法　见《玻璃量器校验操作标准规程》。

6. 检定周期　使用中的滴定管、移液管、容量瓶、量筒、量杯、注射器的检定周期为3年，其中用于碱溶液的量器的检定周期为1年。

7. 每只玻璃器具应校正2次，即做平行试验2次。

8. 相关记录　《玻璃仪器校验记录》。

九、检验用仪器设备管理标准规程（表附1-10）

表附1-10　检验用仪器设备管理标准规程

文件名称	检验用仪器设备管理标准规程				
文件编号	××××××			版本号	××版
制定人		制定日期	年　月　日	制定部门	质保部
审核人		审核日期	年　月　日	审核部门	技术部
审核人		审核日期	年　月　日	审核部门	质保部
批准人		批准日期	年　月　日	批准	质量管理负责人
颁发部门	GMP办	颁发日期	年　月　日	分发部门	质保部、工程部、GMP办
文件类型	管理标准	执行日期	年　月　日	执行部门	质保部、工程部
制定依据	《药品生产质量管理规范》（2010年修订）				

【目的】　建立检验用仪器设备管理标准规程，提高仪器设备管理水平。

【范围】　适用于检验仪器、设备的管理。

【职责】　质保部、工程部对本规程的实施负责。

【内容】

1. 检验用仪器设备的日常管理

（1）分析用仪器的容量、灵敏度与所从事的分析操作相适应。

（2）所有仪器设备安装完好，需检定的仪器设备经过检定合格后，将合格证贴于仪器上方可使用。

（3）分析天平应经常更换干燥剂。对不经常使用的仪器要经常通电以达到除湿目的。

（4）使用人应熟悉操作规程和仪器设备性能，按操作规程进行操作，做好相应使用记录。

（5）发生故障及时检修，精密仪器设备的拆卸需经QC主管、工程部有关人员研究后，由工程部人员或专业维修人员拆卸修理。

（6）按各设备相应的维护保养操作标准规程进行维护保养。

（7）有效期前1个月由QC办上报需检定的仪器设备清单给工程部，由工程部负责联系当地计量部门校正。玻璃仪器由QC办指定检验员校正。温度计、温湿度计、干燥箱、培养箱等由工程部校验。标准温湿度计或温度计交质保部后，质保部QC办指定检验员校正。

（8）不得使用有故障的仪器设备。

（9）对暂时不使用的仪器，应有"停用"标志。

2. 检验用仪器设备的档案管理

（1）建档条件：凡500元以上的仪器、设备均建立档案。

（2）档案分类：仪器设备档案分为《检验用仪器设施原始档案》和《检验用仪器设施

使用档案》。

（3）档案内容

1）《检验用仪器设施原始档案》包括：名称、型号、进厂编号、生产厂家、购进日期、价格、随机全部资料，生产厂家联系电话、地址、联系人。

2）《检验用仪器设施使用档案》包括：入厂后计量校验情况及合格证、安装位置、维修情况、仪器设备标准操作规程。

（1）仪器设备档案由 QC 办收集，并在质保部档案室存档。

（2）档案借用，需办理借阅手续。

3. 检验用仪器设备的存放环境管理

（1）精密仪器、大型设备存放在单独的房间。

1）存放室窗上挂深色布帘，避免阳光照射。

2）设置控温设施，保持室内温度 10～30℃，相对湿度 45%～75%，以保证仪器正常工作。

3）通风要良好。

4）与理化检验室隔开，防止腐蚀性气体、水汽腐蚀仪器设备。

5）注意仪器防震、防晒、防潮、防腐蚀，雨季湿度较大时，可用除湿机除湿。

（2）较大仪器需固定位置，不得任意搬动，并罩上仪器罩防尘；小型仪器直接放于台面上。

（3）高温设备放在承重较好台面上，并与一般仪器分区使用。

4. 检验用仪器设备校验周期

（1）电子天平校验周期为 1 年。

（2）液相色谱仪、气相色谱仪、原子吸收分光光度计校验周期为 2 年。

（3）玻璃仪器（如容量瓶、移液管、酸式滴定管、量筒、注射器等）为自校，校验周期为 3 年，碱式滴定管为 1 年。

（4）温湿度计、温度计、培养箱等与温度有关的为自校，校验周期为 1 年。

5. 相关记录　《检验用仪器设施原始档案》《检验用仪器设施使用档案》《立式压力蒸汽灭菌器使用记录》《干燥箱使用记录》《紫外灯使用记录》《培养箱使用记录》《仪器使用及保养记录》《检验设备运行记录》。

十、检验用仪器维护保养管理标准规程（表附 1-11）

表附 1-11　检验用仪器维护保养管理标准规程

文件名称	检验用仪器维护保养管理标准规程				
文件编号	×××××			版本号	××版
制定人		制定日期	年　月　日	制定部门	质保部
审核人		审核日期	年　月　日	审核部门	技术部
审核人		审核日期	年　月　日	审核部门	质保部
批准人		批准日期	年　月　日	批准	质量管理负责人
颁发部门	GMP 办	颁发日期	年　月　日	分发部门	质保部、GMP 办
文件类型	管理标准	执行日期	年　月　日	执行部门	质保部
制定依据	《药品生产质量管理规范》（2010 年修订）				

【目的】 建立检验用仪器维护保养管理标准规程，提高仪器维护管理水平。

【范围】 适用于检验用仪器的管理。

【职责】 QC 主管、检验员对本规程实施负责。

【内容】

1. 原子吸收分光光度计的维护保养 原子吸收分光光度计的保养和维护从光源、原子化系统、光学系统、气路系统等方面进行。

（1）光源

1）空心阴极灯应在最大允许电流以下范围使用。不用时不要点灯，否则会缩短灯的寿命；但长期不用的元素灯则需每隔一二个月在额定工作电流下点燃 15～60 分钟，以免性能下降。

2）光源调整机构的运动部件要定期加油润滑，防止其锈蚀甚至卡死，以保持运动灵活自如。

（2）原子化系统

1）每次分析操作完毕，特别是分析过高浓度或强酸样品后，要立即喷蒸馏水约数分钟，以防止雾化筒和燃烧头被玷污或锈蚀。点火后，燃烧器的整个缝隙上方应是一片燃烧均匀呈带状的蓝色火焰。若是带状火焰中间出现缺口，呈锯齿状，说明燃烧头缝隙有污物或滴液，需要清洗。清洗方法是在接通空气、关闭乙炔的条件下，用滤纸插入燃烧缝隙中仔细擦拭；如效果不佳可取下燃烧头用软毛刷刷洗；如已形成熔珠，可用细的金相砂纸或刀片轻轻磨刮以去除沉积物。应注意不能将缝隙刮毛。

2）若测过有机试样再做其他测定，往往会产生吸光度信号的噪声和不稳定现象，原因是有机物溶液污染了后来测量的水溶性样品，因此，使用有机试样后要立即对燃烧器进行清洗，一般应首先喷容易与有机样品混合的有机溶剂约 5 分钟，然后吸丙酮 5 分钟，再吸 1%的硝酸 5 分钟，并将废液排放管和废液容器倒空，重新装水。

3）雾化器应经常清洗，以避免雾化器的毛细管发生局部堵塞。一旦发生堵塞，会造成溶液提升量下降，吸光度值减小。此时可吸喷纯净的溶剂直至吸光度读数恢复正常；若不行，可卸下混合室端盖，取下撞击球和雾化气软管，用雾化气将毛细管吹通，或用清洁的细金属丝小心地通一下毛细管端部，将异物除去。

4）如果测定以氢氟酸分解的样品时，应在测试前加热样品并在未干之前加入少量高沸点酸，使氢氟酸充分冒烟跑掉，这样可避免对原子化系统中的玻璃部件产生腐蚀。

5）若仪器暂时不用，应用硬纸片遮盖住燃烧器缝口，以免积灰。对原子化系统的相关运动部件要经常进行润滑，以保证其升降灵活。空气压缩机一定要经常放水、放油，分水器要经常清洗。

（3）光学系统

1）外光路的光学元件应经常保持干净，一般每年至少清洗一次。如果光学元件（如空心阴极灯窗口、透镜等）上有灰尘沉积，可用擦镜纸擦净；如果光学元件上沾有油污或在测定样品溶液时溅上污物，可用预先浸在乙醇和乙醚的混合液（1∶1）中洗涤过并干燥了的纱布擦拭，或用长纤维脱脂棉球蘸清洁的中性肥皂水轻轻擦洗镜面，然后立即用蒸馏水冲掉皂液，再用洗耳球吹去水珠。在清洁过程中，严禁用手或金属硬物触及镜面。

2）单色器应始终保持干燥。要经常更换单色器内的干燥剂，以防止光学元件受潮，一般每半个月要更换一次干燥剂。单色器箱体盖板不要打开，严禁用手触摸光栅、准直镜等光学元件的表面。

（4）气路系统

1）由于气体通路采用聚乙烯塑料管，时间长了容易老化，所以要经常对气体进行检漏，特别是乙炔的渗漏可造成事故。严禁在乙炔气路管道中使用紫铜、H62铜及银制零件，并要禁油，测试高浓度铜或银溶液时，应经常用去离子水喷洗。要经常放掉空气压缩机气水分离器的积水，防止水进入助燃气流量计。当仪器测定完毕后，应先关乙炔钢瓶（或乙炔发生装置）输出阀门，等燃烧器上火焰熄灭后再关仪器上的燃气阀，最后再关空气压缩机，以确保安全。

2）乙炔钢瓶只可直立状态移动或储藏，且应远离热源、火源，避免阳光直射。乙炔钢瓶输出压力应不低于0.05MPa，否则应及时充乙炔气，以免丙酮进入火焰，对测量产生干扰。

3）废液排放管要避免"双水封"的形成。

2. 气相色谱议的维护保养：为了使气相色谱仪的性能稳定良好并延长其使用寿命，除了对各使用单元进行维护保养，还需注意对整机的维护和保养。

（1）仪器应严格在规定的环境条件中工作，在某些条件不符合时，必须采取相应的措施。

（2）仪器应严格按照操作规程进行工作，严禁油污、有机物及其他物质进入检测器及管道，以免造成管道堵塞或仪器性能恶化。

（3）必须严格遵守开机时先通载气后开电源，关机时先关电源后断载气的操作程序，否则在没有载气散热的条件下热丝极易氧化烧毁。在换钢瓶、换柱、换进样密封垫等操作时应特别注意。

（4）仪器使用时，钢瓶总阀应旋开至最终位置（开足），以免总阀不稳，造成基线不稳。

（5）使用氢气时，仪器的气密性要得到保证；流出的氢气要引至室外。这些不仅是仪器稳定性的要求，也是安全的保证。

（6）气路中的干燥剂应经常更换，以及时除去气路中的微量水分。

（7）使用氢火焰离子化检测器时，"热导"温控必须关断，以免烧坏敏感元件。

（8）使用"氢焰"时，在氢火焰已点燃后，必须将"引燃"开关扳至下面，否则放大器将无法工作。

（9）要注意放大器中高电阻的防潮处理。因为高电阻阻值会因受潮而发生变化，此时可用硅油处理。方法如下：先将高电阻及附近开关、接线架用乙醚或乙醇清洗干净，放入烘箱（100℃左右）烘干，然后把1g硅油（201～203）溶解在15～20ml乙醚中（可大概按此比例配制），用毛笔将此溶液涂在已烘干的高阻表面和开关架上，最后再放入烘箱烘上片刻即可。

（10）气化室进样口的硅橡胶密封垫片使用前要用苯和乙醇擦洗干净。若在较高温度下老化2～3小时，可防止使用中的裂解。经多次使用（20～30次）后，就需更换。

（11）气体钢瓶压力低于1471kPa（15kg/cm^2）时，应停止使用。

（12）220V电源的零线与火线必须接正确，以减少电网对仪器的干扰。

（13）仪器暂时不用，应定期通电一次，以保证各部件的性能良好。

（14）仪器使用完毕，应用仪器布罩罩好，以防止被灰尘沾污。

3. 液相色谱仪及柱的维护保养：按适合的方法加强对仪器的日常保养与维护可适当延长仪器（包括泵体内与溶剂相接触的部件）的使用寿命，同时也可保证仪器的正常使用。

（1）液相色谱仪的维护保养

1）更换溶剂时，必须小心。在更换不混溶的溶剂时，应先用与原溶剂和欲更换溶剂都相溶的溶剂对系统冲洗两遍，然后再用新溶剂冲洗两遍。

2）不锈钢制成的零件易受卤盐和强氧化剂（其中包括含锰、铬、镍、铜、铁和钼的水溶液）的侵蚀，这些溶液不能作为流动相。

3）当仪器不使用时，为安全起见，通常需要切断主电源开关，但电源仍将继续向 RAM 电池充电，因此，不管仪器断电多久，所有的程序均可被存储下来。然而，如果使用水溶性缓冲剂（特别是含有诸如卤化物之类的腐蚀性盐类）时，泵在仪器停置的期间内应保持运转。如果腐蚀性盐在系统内保持不动，则会严重影响不锈钢元件的寿命。

（2）色谱柱的维护：由于高效液相色谱柱制作困难，价格昂贵，因此，为了延长色谱柱的使用寿命，应注意以下几点。

1）应满足固定相对流动相的要求，如溶剂的化学性质、溶液的 pH 等。

2）在使用缓冲溶液时，盐的浓度不应过高，并且在工作结束后要及时用纯溶剂清洗色谱柱，不可过夜。

3）样品量不应过载，被沾污的样品应预处理，使用预柱以保护分析柱。

4）当柱前压力增加或基线不稳时，往往是色谱柱被沾污所致，可通过改变溶剂的办法使不溶物溶解，从而使柱子再生。反相柱使用水、甲醇等极性溶剂；正相柱使用氯仿或氯仿与异丙醇的混合溶剂。

5）流动相流速应缓慢调节，不可一次改变过大，以使填料呈最佳分布，从而保证色谱柱的柱效。

6）柱子应该永远保存在溶剂中，键合相最好的溶剂是乙腈。

4. 分析天平

（1）天平应保持整洁、整齐、干燥，不得在天平室内洗涤、吸烟等。

（2）每星期清洗秤盘、外壳和风罩，一般用清洁绸布沾少许乙醇轻擦。

（3）一般每星期更换硅胶除湿剂。当变色硅胶有一半变色时，也要更换。

（4）开机后发现异常立即关机，请维修人员检查。

5. 紫外分光光度计

（1）为了延长光源的使用寿命，在使用时应尽量减少开关次数，短时间工作间隔内可以不关灯。刚关闭的光源灯不要立即重新开启。如果光源灯亮度明显减弱或不稳定，应及时更换新灯。

（2）定期更换样品室的干燥剂，防止色散元件受潮生霉。仪器停用期间，应在样品室和塑料仪器罩内放置防潮硅胶，以免受潮，使反射镜面有霉点及被沾污。

（3）不得在火焰或电炉上进行加热或烘烤吸收池。生物样品、胶体或其他在池体上易形成薄膜的物质要用适当的溶剂洗涤。

（4）电压波动较大时，要配备有过压保护的稳压器。停止工作时，必须切断电源，盖上防尘罩。维护保养就是要做到"防尘、防潮、防震"。

（5）比色皿应该保持清洁，干燥。如有污物，可用稀盐酸清洗后，再用 1∶1 的乙醇与乙醚清洗凉干。禁止用硬物碰或擦透明表面。或者建议使用10%盐酸浸泡，然后用无水乙醇冲洗2～3次。

6. 每周对精密仪器进行一次保养与维护，并作好《仪器使用及保养记录》。

7. 相关记录　《仪器使用及保养记录》。

十一、取样管理标准规程（表附 1-12）

表附 1-12　取样管理标准规程

文件名称	取样管理标准规程					
文件编号	××××××			版本号		××版
制定人		制定日期	年　月　日	制定部门		质保部
审核人		审核日期	年　月　日	审核部门		技术部
审核人		审核日期	年　月　日	审核部门		质保部
批准人		批准日期	年　月　日	批准		质量管理负责人
颁发部门	GMP办	颁发日期	年　月　日	分发部门		生产部、物资部、质保部、GMP办
文件类型	管理标准	执行日期	年　月　日	执行部门		生产部、物资部、质保部
制定依据	《药品生产质量管理规范》（2010年修订）					

【目的】　建立取样管理标准规程，确保取样工作规范进行；保证取样符合相关要求。

【范围】　本规程适用于所有检品取样的管理。

【职责】　生产部、物资部、质保部对本规程实施负责。

【内容】

1. 所有进厂物料、中间产品、成品等都要按批取样检验。

2. 取样员在收到《请验单》后，准备取样用具，填写《取样证》，于当日或次日进行取样。

3. 复验样品取样，由 QC 填写复验样品《抽样单》（一式两份）交 QC 主管审核批准后，由 QC 到库房抽取，《抽样单》一份留存，一份交相关部门管理员，作为取样凭证。

4. 取样人员必须经过培训，并经质保部授权方可进行取样工作。

5. 取样前先核对品名、批号、数量、供货单位等信息。

6. 物料、中间产品取样应在同级别洁净区进行，取样方法按《包装材料、原辅料取样操作标准规程》《中间产品、待包装品、成品取样操作标准规程》执行，取样后应恢复原包装，将《取样证》贴在外包装上，填写《取样记录》。

7. 成品取样由取样员在内包装完成后抽取，取样方法按《中间产品、待包装品、成品取样标准操作规程》执行，取样后将《取样证》贴在对应的包装上，填写《取样记录》。

8. 成品留样的取样由取样员填写成品留样《抽样单》，一式两份，一份留存，一份交车间技术员，由车间技术员在包装线上抽取。

9. 工艺用水的取样按《纯化水取样操作标准规程》执行。

10. 取样量应不低于一次全检量的 3 倍。

11. 取样完成后，将所取样品交 QC 主管。

12. 相关记录　《取样记录》《取样证》《抽样单》《请验单》。

十二、检验与测试管理标准规程（表附 1-13）

表附 1-13　检验与测试管理标准规程

文件名称	检验与测试管理标准规程				
文件编号	×××××			版本号	××版
制定人		制定日期	年　月　日	制定部门	质保部
审核人		审核日期	年　月　日	审核部门	技术部
审核人		审核日期	年　月　日	审核部门	质保部
批准人		批准日期	年　月　日	批准	质量管理负责人
颁发部门	GMP 办	颁发日期	年　月　日	分发部门	质保部、GMP 办
文件类型	管理标准	执行日期	年　月　日	执行部门	质保部
制定依据	《药品生产质量管理规范》（2010 年修订）				

【目的】　建立检验与测试管理标准规程，确保检验数据的正确性和可靠性。

【范围】　适用于检验与测试的管理。

【职责】　QC 主管、检验员、取样员对本规程实施负责。

【内容】

1. 取样

（1）质保部收到《请检单》后，由取样员填写《取样证》，到请检部门进行取样。

（2）取样员到请检部门按相应取样规程进行取样后，填写《取样记录》，有微生物指标的应在取样室（车）内进行。

（3）有微生物指标要求的，取样员在取样室（车）内将样品分成三份，一份理化检验用，一份微生物检测用，一份留样用，并贴上标签，取样员将《请检单》和样品交给 QC 主管。

（4）无微生物指标要求的，取样员取样后将样品分成两份，一份理化检验用，一份留样用，并贴上标签，取样员将《请检单》和样品交给 QC 主管。

（5）QC 主管接收样品后，将样品分配给检验员和留样员，检验员接到样品后按请检项目进行检验。

2. 检验

（1）检验员收到样品后，尽快检验。

（2）检验执行样品质量标准和检验操作规程。

（3）检验完毕后，由检验员填写相应《检验原始记录》，交复核人复核并签字，由 QC 主管出具检验报告书（外检项目需在报告书中标明），填写《检验台账》，检验报告书经质保部负责人审核后签字发放。

3. 检验记录处理

（1）批检验记录由 QA（质量分析人员）负责归档。

（2）QC 主管将检验报告书交取样人员，由取样人员发放检验报告书和合格证。

4. 检验异常情况由 QC 主管负责化验超标调查，填写《检验偏差分析、调查、处理记录》，由 QA 主管审核，质保部经理批准。

5. 相关记录　《请检单》《取样证》《取样记录》《检验台账》《检验偏差分析、调查、处理记录》。

十三、实验室"三废"处理管理标准规程（表附 1-14）

表附 1-14　实验室"三废"处理管理标准规程

文件名称	实验室"三废"处理管理标准规程			
文件编号	××××××		版本号	××版
制定人		制定日期	年　月　日	制定部门	质保部
审核人		审核日期	年　月　日	审核部门	技术部
审核人		审核日期	年　月　日	审核部门	质保部
批准人		批准日期	年　月　日	批准	质量管理负责人
颁发部门	GMP 办	颁发日期	年　月　日	分发部门	质保部、GMP 办
文件类型	管理标准	执行日期	年　月　日	执行部门	质保部
制定依据	《药品生产质量管理规范》（2010 年修订）			

【目的】　建立实验室"三废"处理管理标准规程，使实验室的有毒有害废气、废液、废渣处理规范化。

【范围】　本规程适用于实验室的有毒有害废气、废液、废渣的处理。

【职责】　QC 人员对本规程实施负责。

【内容】

1. 试验过程中产生的废气、废液、废渣大多数是有毒物质，有些是剧毒物质或致癌物，必须经过处理才能排放。

2. 少量有毒气体可通过排风设备排放室外，被空气稀释。毒气量大时必须经过相应吸收处理，然后才能排出。如氧化氮（N_xO_y）、二氧化硫（SO_2）等酸性气体可用碱液吸收。

3. 无机酸类　将废酸慢慢倒入过量的含碳酸钠或石灰水溶液中，或用废碱互相中和，中和后排放，并用大量水冲洗。

4. 废碱溶液　用废酸或 6mol/L 工业盐酸中和，用大量水冲洗。

5. 含 Hg、As、Sb、Bi、Pb 等的废液　用废酸与其反应，生成硫化物沉淀。

6. 含氰废液　加入 NaOH 使 pH＞10 或加入过量 $KMnO_4$（3%）溶液，使 CN^- 氧化分解。

7. 含氟废液　加入石灰使成 CaF_2 沉淀。

8. 含铬废液　铬酸洗液如失效变绿，可选用废铁屑将 Cr^{6+} 还原为 Cr^{3+}，再用废碱液或石灰中和使其生成低毒的 $Cr(OH)_3$ 沉淀后集中处理。

9. 含酚废液　低浓度含酚废液加入 14mol/L 次氯酸钠溶液使酚类氧化成二氧化碳和水，处理后废液集中处理。

10. 含 As 废液及被 As_2O_3 污染的器皿、工具的处理

10. 1 含 As 废液加入 HCl 使其酸度约为 0.3mol/L，加入适量的硫化钠使其生成硫化物沉淀。

10. 2 被 As_2O_3 污染的器皿、工具的处理　置酸浓度约为 0.3mol/L HCl 中，并加入适量的硫化钠使其生成硫化物沉淀，取出用水冲洗。

11. 含 Ba^{2+} 废液及被钡盐污染的器皿、工具的处理

（1）含 Ba^{2+} 废液加入硫酸盐使其生成硫酸钡沉淀。

（2）被钡盐污染的器皿、工具的处理：置硫酸盐溶液中使其生成硫酸钡沉淀，取出用水冲洗。

12. 可燃性有机物　焚烧处理，要充分燃烧并注意安全。

13. 微生物检查废弃物、有菌培养皿和废弃菌种　经高压灭菌后，加水稀释，经下水道排出。

十四、进出微生物检测室、接种室管理标准规程（表附 1-15）

表附 1-15　进出微生物检测室、接种室管理标准规程

文件名称	进出微生物检测室、接种室管理标准规程				
文件编号	××××××			版本号	××版
制定人		制定日期	年　月　日	制定部门	质保部
审核人		审核日期	年　月　日	审核部门	技术部
审核人		审核日期	年　月　日	审核部门	质保部
批准人		批准日期	年　月　日	批准	质量管理负责人
颁发部门	GMP 办	颁发日期	年　月　日	分发部门	质保部、GMP 办
文件类型	管理标准	执行日期	年　月　日	执行部门	质保部
制定依据	《药品生产质量管理规范》（2010 年修订）				

【目的】　为规范人员、物品进出微生物检测室和接种室，特制定本规程。

【范围】　适用于微生物限度检测室、接种室进出的管理。

【职责】　微生物检验员对本规程负责。

【内容】

1. 不准进入微生物限度检测室、接种室的人员、物品如下

（1）非工作人员，皮肤有外伤、炎症、瘙痒症者，不得在室内接触有一定危险度的病原体操作。

（2）鼻子排出物过多者。

（3）严重咳嗽、打喷嚏者。

（4）没有按规定洗去化妆品、指甲油、留有指甲、佩戴饰品、未穿洁净工作服者。

（5）剧烈运动而出汗者。

（6）吸烟、饮食后不超过 30 分钟者。

（7）未按规定经过洁净处理的所有物品。

（8）一切个人物品（包括手表、手帕、笔记本、食品、装饰品）及与工作无关的物品。

2. 出入微生物限度检测室、接种室管理规程

（1）一切进出微生物限度检测室人员必须遵守规定的净化路线和程序，不得私自改变；

一切物品要按规定的消毒、灭菌程序处理后，方可带入微生物限度检测室。

（2）摘去个人佩戴物品，用肥皂洗手，换上专用洁净拖鞋后，方可进入无菌缓冲区（准备区）。

（3）进入缓冲区后，按规定用0.1%新洁尔灭溶液或75%乙醇溶液喷淋手及手腕部，然后换上洁净工作服。

（4）要以站立姿势穿洁净工作服，不要使工作服碰地板、工作台、墙面及可能有尘的东西。

（5）穿好洁净服后须再次用酒精棉球消毒手，方可进入微生物限度检测室。

（6）进入微生物限度检测室更衣程序示意图：

检验员 → 脱鞋、帽、外衣 → 穿拖鞋 → 洗手 → 缓冲间 → 穿洁净服、帽、鞋、戴口罩 → 手消毒 → 无菌检验室

（7）无菌操作完毕后，进入缓冲区，脱掉洁净服，立即用酒精棉球消毒手及手腕部，然后换下洁净拖鞋，方可走出缓冲区。

（8）微生物限度检测室专用酒精灯、接种棒、注射器盒、打火机、消毒缸、擦手布均应经消毒后方可带入微生物限度检测室。

（9）微生物限度检测室内一切物品不得随意带出。

（10）进行无菌操作中途不得外出（如上厕所、接电话、聊天、接待外人等）。

（11）进出微生物限度检测室要随手关门。

（12）大件物品搬进微生物限度检测室时，先要在一般环境中擦洗干净，然后在缓冲区内进行进一步清洁、消毒，之后再搬进微生物限度检测室。

3. 微生物限度检测室工作人员个人卫生

（1）常洗澡、洗头、换衣，保持身体清洁。

（2）男士尽量每日刮胡须（因胡须易留存污染粒子和微生物等）。

（3）经常洗手、剪指甲，洗手后可擦药用甘油，以防止皮肤干裂。

（4）夏季进入微生物限度检测室操作之前应冲澡，以避免出汗对环境和检品带来污染。

4. 相关记录：《洁净区静压差记录》

十五、微生物检测室、接种室管理标准规程（表附1-16）

表附1-16　微生物检测室、接种室管理标准规程

文件名称	微生物检测室、接种室管理标准规程			
文件编号	××××××		版本号	××版
制定人		制定日期	年　月　日	制定部门	质保部
审核人		审核日期	年　月　日	审核部门	技术部
审核人		审核日期	年　月　日	审核部门	质保部
批准人		批准日期	年　月　日	批准	质量管理负责人
颁发部门	GMP办	颁发日期	年　月　日	分发部门	质保部、GMP办
文件类型	管理标准	执行日期	年　月　日	执行部门	质保部
制定依据	《药品生产质量管理规范》（2010年修订）			

【目的】　建立微生物检查室、接种室管理标准规程，保证微生物检查室、接种室环境符合规定要求，确保检验结果的准确性和可靠性。

【范围】 本规程适用于质保部微生物检测室、接种室的管理。

【职责】 QC 主管、微生物检验员对本规程实施负责。

【内容】

1. 微生物检查室、接种室有各自专用的清洁用品，不得混用。

2. 使用过的清洁工具需重新灭菌，放入规定的单独室内保存。

3. 微生物检查室不得用于阳性菌种传代操作，接种室不能用于微生物检测操作。

4. 接种室的洁净服每班清洗灭菌。

5. 清洁用拖布、抹布不能用易掉纤维的材料，用丝绸、尼龙绸、聚胺酯类等。

6. 禁止在接种室、检测室或缓冲间内存放私人物品或与工作无关的物品。

7. 禁止在接种室、检测室或缓冲间内吸烟、进食等。

8. 实验结束后要对操作台及房间进行清洁和消毒。

9. 实验前要洗手消毒。使用橡胶手套同时也要消毒，在操作结束后也要洗手。

10. 有创伤、擦伤、皮肤病、刚拔过牙等情况的人员，痊愈前不得进行微生物检测和菌种接种操作。

11. 注意个人卫生，不留指甲、不化妆、不佩戴饰品。

12. 操作中或洗手后严禁用手摸口、鼻、眼、脸、头发、挖鼻孔、搔痒等不卫生习惯，以防自身感染和交叉污染。

13. 操作过程中不准拉开帽子、口罩、洁净工作服拉链。

14. 按批准的规程进出操作间，不得擅自改变进出程序。

15. 相关记录 《无菌室温湿度记录》。

十六、微生物限度检查室洁净服管理标准规程（表附 1-17）

表附 1-17 微生物限度检查室洁净服管理标准规程

文件名称	微生物限度检查室洁净服管理标准规程				
文件编号	××××××			版本号	××版
制定人		制定日期	年 月 日	制定部门	质保部
审核人		审核日期	年 月 日	审核部门	技术部
审核人		审核日期	年 月 日	审核部门	质保部
批准人		批准日期	年 月 日	批准	质量管理负责人
颁发部门	GMP 办	颁发日期	年 月 日	分发部门	质保部、GMP 办
文件类型	管理标准	执行日期	年 月 日	执行部门	质保部
制定依据	《药品生产质量管理规范》（2010 年修订）				

【目的】 制定微生物限度检查室洁净服管理标准规程，防止洁净服发生交叉污染等事故。

【范围】 适用于微生物限度检查室洁净服（洁净服、鞋、口罩等）的管理。

【职责】 微生物检验员、QC 主管对本规程实施负责。

【内容】

1. 洁净服的洗涤及存放

（1）将无菌衣和口罩放在盆里，用饮用水洗净。若洁净服有污迹，应用洗洁精洗涤清洗后，置于 1% 84 消毒液内浸泡 30 分钟，晾干，整理。

（2）将整理好的无菌衣和口罩装入布袋中，扎好袋口。

（3）将布袋置消毒锅中在 121℃下灭菌 30 分钟。

（4）灭菌完毕，置恒温干燥箱内于 20～30℃烘干。

（5）消毒好的无菌衣放在更衣室内、备用。

（6）使用时，双手用 75%乙醇溶液消毒后方可取出无菌衣。

（7）无菌衣和口罩每次使用后清洗，使用前消毒。

2. 工作鞋的存放及消毒

（1）每次操作结束后，将工作鞋用饮用水清洗干净，放入 75%乙醇溶液中浸泡 2 小时，晾干后，放入更衣橱内备用。

（2）消毒好存放在更衣橱内的洁净服及工作鞋，如 1 周内不使用，再次使用前需按以上消毒程序消毒后方可使用。

（3）洁净服及工作鞋要有专人管理，不得外借，并应有《无菌衣、鞋、口罩的清洁、消毒、灭菌记录》。

3. 口罩的使用规程

（1）如使用的是纱布口罩，需反复使用的，必须按洁净服的清洁及灭菌程序进行清洁和灭菌。

（2）如使用的是一次性口罩，外包装一定是完好的，如发现有破损现象，不得直接使用。

4. 相关记录：《无菌衣、鞋、口罩的清洁、消毒、灭菌记录》。

十七、有效数字修约管理标准规程（表附 1-18）

表附 1-18　有效数字修约管理标准规程

文件名称	有效数字修约管理标准规程			
文件编号	××××××		版本号	××版
制定人		制定日期	年　月　日	制定部门	质保部
审核人		审核日期	年　月　日	审核部门	技术部
审核人		审核日期	年　月　日	审核部门	质保部
批准人		批准日期	年　月　日	批准	质量管理负责人
颁发部门	GMP 办	颁发日期	年　月　日	分发部门	生产部、质保部、GMP 办
文件类型	管理标准	执行日期	年　月　日	执行部门	生产部、质保部
制定依据	《药品生产质量管理规范》（2010 年修订）			

【目的】　制定有效数字修约管理标准规程，使记录填写规范化、标准化。

【范围】　本规程适用于本企业物料、生产、包装、检验相关记录及辅助记录填写。

【职责】　记录填写责任人，QA、QC 对本规程的实施负责。

【内容】

1. 有效数字的基本概念

（1）有效数字系指在药检工作中所能得到有实际意义的数值。其最后一位数字欠准是允许的，这种由可靠数字和最后一位不确定数字组成的数值，即为有效数字，最后一位数字的欠准确程度通常只能是上下差 1 单位。

（2）有效数字的定位：是指确定欠准数字的位置。这个位置确定后，其后面的数字均为无效数字。欠准数字的位置可以是十进位的任何数，用 10^n 来表示：n 可以是正数，如 $n=1$、$10^1=10$，$n=2$、$10^2=100$……；n 也可以是负数，如 $n=-1$、$10^{-1}=0.1$，$n=-2$、$10^{-2}=0.01$……。

（3）有效位数

1）在没有小数且以若干个零结尾的数值中，有效位数系指从非零数字最左一位向右数得到的倍数减去无效零（即仅为定位用的零）的个数。例如，54 000 中若有两个无效零，则为三位有效位数，应写作 540×10^2；若有三个无效零，则为两位有效位数，应写作 54×10^3。

2）在其他十进位数中，有效数字系指从非零数字最左一位向右数而得到的位数。例如，3.2、0.32、0.032 和 0.0032 均为两位有效位数，0.0320 为三位有效位数、10.00 为四位有效位数，12.490 为五位有效位数。

3）非连续型数值（如个数、分数、倍数、名义浓度或标示量）是没有欠准数字的，其有效位数可视为无限多位；常数 π、e 和系数 2 等数值的有效位数也可视为是无限多位。例如，分子式"H_2SO_4"中的"2"和"4"是个数，含量测定项下的"每 1ml 的×××滴定液（0.1mol/L）"中的"1"为个数，"0.1"为名义浓度，其有效位数均为无限多位；规格项下的"0.3"或"1ml：25mg"中的"0.3"、"1"和"25"的有效位数也均为无限多位。即在计算中，其有效位数应根据其他数值的最小有效位数而定。

4）pH 等对数值，其有效位数是由其小数点后的位数决定的，其整数部分只表明其真数的乘方次数。pH = 11.26（〔H^+〕= 5.5×10^{-12}mol/L），其有效位数可以只有两位。

5）有效数字的首位数字为 8 或 9 时，其有效位数可以多计一位。例如，85% 与 115% 都可以看成是三位有效位数；99.0% 与 101.0% 都可以看成是四位有效数字。

2. 数值修约及进舍规则

（1）拟舍弃数字的最左一位数字小于 5 时，则舍去，即保留的各位数字不变。

例 1　将 12.1498 修约到一位小数，得 12.1。

例 2　将 12.1498 修约成两位有效位数，得 12。

（2）拟舍弃数字的最左一位数字大于 5，或者是 5，而其后跟有并非全部为 0 的数字时，则进一。即在保留的末位数字加 1。

例 1　将 12.68 修约到一位小数，得 12.7。

例 2　将 10.502 修约到个数位，得 11。

（3）拟舍弃数字的最左一位数字为 5，而右面无数字或皆为 0 时，若所保留的末位数为奇数（1，3，5，7，9）则进一，为偶数（2，4，6，8，0）则舍弃。

例 1　修约间隔 0.1（或 10⁻¹）。

拟修约数值	修约值
0.50	1.0
0.350	0.4

例 2　将下列数字修约成两位有效位数。

拟修约数值	修约值
0.0325	0.032
32500	32×10^3

（4）不许连续修约：拟修约数字应在确定修约位数后一次修约获得结果，而不得多次按前面规则（1.1～1.3）连续修约。

例　修约15.4546，修约至整数

正确的做法为：15.4546=15。

不正确的做法为：15.4546=15.455=15.46=15.5=16。

（5）为便于记忆，上述进舍规则可归纳成下列口诀：四舍六入五考虑，五后非零则进一，五后全零看五前，五前偶舍奇进一，不论数字多少位，都要一次修约成。

3. 运算规则　在进行数学运算时，对加减法和乘除法中有效数字的处理是不同的。

（1）许多数值相加减时，所得和或差的绝对误差较任何一个数值的绝对误差大，因此相加减时应以诸数值中绝对误差最大（即欠准数字的位数最大）的数值为准，确定其他数值在运算中保留的位数和决定计算结果的有效位数。

（2）许多数值相乘除时，所得积或商的相对误差较任何一个数值的相对误差大。因此相乘除时应以诸数值中相对误差最大（即有效位数最少）的数值为准，确定其他数值在运算中保留的位数和决定计算结果的有效位数。

（3）在运算过程中，为减少舍入误差，其他数值的修约可以暂时多保留一位，等运算得到结果时，再根据有效位数弃去多余的数字。

例1　13.65+0.00823+1.633=？

本例是数值相加减，在三个数值中13.65的绝对误差最大，其最末一位数为百分位（即小数点后二位），因此将其他各数均暂先保留至千分位，即把0.00823修约成0.008，1.633不变，进行运算：13.65+0.008+1.633=15.291

最后对计算结果进行修约，15.291应只保留至百分位，而修约成15.29。

例2　14.131×0.07654×0.78=？

本例是数值相乘除，在三个数值中，0.78的有效位数最少，仅为两位有效位数，因此各数值均应暂保留三位有效位数进行运算，最后结果再修约为两位有效位数。

$14.131 \times 0.07654 \times 0.78$

$=14.1 \times 0.0765 \times 0.78$

$=1.08 \times 0.78$

$=1.38$

$=1.4$

例3　计算氧氟沙星（$C_{18}H_{20}FN_3O_4$）的分子量。

在诸元素的乘积中，原子数的有效位数可视作无限多位，因此可根据各原子量的有效位数对乘积进行定位；而在各乘积的相加中，由于《中国药典》规定分子量的数值保留到小数点后两位，因此应将各元素的乘积修约到千分位（即小数点后三位）后进行相加；再将计算结果修约到百分位，即得。

$12.011 \times 18+1.00794 \times 20+18.9984032+14.006747 \times 3+15.9994 \times 4$

$=216.20+20.1588+18.9984032+42.020241+63.9976$

$=216.20+20.159+18.998+42.020+63.998$

$=361.375$

$=361.38$

4. 注意事项

（1）正确记录检测所得的数值。应根据取样量、量具的精度、检测方法的允许误差和标准中的限度规定，确定数字的有效位数，检测值必须与测量的准确度相符合，记录全部准确数字和一位欠准数字。

（2）正确掌握和运用规则。不论是何种办法进行计算，都必须执行进舍规则和运算规则，如用计算器进行计算，也应将计算结果经修约后再记录下来。

（3）要根据取样的要求，选择相应的量具。

1）"精密称定"系指称重量准确到所取重量的 0.1%，可选用分析天平或半微量分析天平；"精密量取"应选用符合国家标准的移液管；必要时应加校正值。

2）取样量为"约XX"时，系指取用量不超过规定量的（100±10）%。

3）取样量的精度未作特殊规定时，应根据其数值的有效位数选用与之相应的量具；如规定量取 5ml、5.0ml 或 5.00ml 时，则应分别选用 5～10ml 的量筒、5～10ml 的刻度吸管或 5ml 的移液管进行量取。

（4）在判定药品质量是否符合规定之前，应将全部数据根据有效数字和数值修约规则进行运算，并将计算结果修约到标准中所规定的有效位数，而后进行判定。

例　异戊巴比妥钠的干燥失重，规定不得过 4.0%，今取样 1.0042g，干燥后减失重量 0.0408g，请判定是否符合规定？

本例为 3 个数值相乘除，其中 0.0408 的有效位数最少，为三位有效数字，以此为准。

$$0.0408 \div 1.004 \times 100\% = 4.064\%$$

因药典规定的限度为不得过 4.0%，故将计算结果 4.064% 修约到千分位为 4.1%，大于 4.0%，应判为不符合规定（不得大于 4.0%）。也可因本例规定限度 4.0% 的有效位数为两位，故在计算过程中可暂多保留一位（即保留三位有效数字）。

$$0.0408 \div 1.00 \times 100\% = 4.08\%$$

再将结果修约成两位有效数字得 4.1%，大于规定的限度 4.0%，应判为不符合规定。

如将上述规定的限度改为"不得大于 4%"，而其原始数据不变则：

$$0.041 \div 1.0 \times 100\% = 4.1\%$$

再修约成一位有效位数得 4%，未超过 4% 的限度，则应判为符合规定（不得大于 4%）。

十八、含量测定偏差限度管理标准规程（表附 1-19）

表附 1-19　含量测定偏差限度管理标准规程

文件名称	含量测定偏差限度管理标准规程				
文件编号	××××××			版本号	××版
制定人		制定日期	年　月　日	制定部门	质保部
审核人		审核日期	年　月　日	审核部门	技术部
审核人		审核日期	年　月　日	审核部门	质保部
批准人		批准日期	年　月　日	批准	质量管理负责人
颁发部门	GMP办	颁发日期	年　月　日	分发部门	质保部、GMP办
文件类型	管理标准	执行日期	年　月　日	执行部门	质保部
制定依据	《药品生产质量管理规范》（2010 年修订）				

【目的】　为了保证检品含量测试数据在规定的偏差限度之内，确保数据的可靠性，规范含量测定误差限度的管理，特建立本规程。

【范围】　适用于含量检测误差限度的管理。

【职责】　检验员、复核员、QC 主管对本规程实施负责。

【内容】

1. 所有检品在做含量检测时，必须执行此规程所规定的偏差限度。

2. 含量测定必须平行测定两份。

3. 计算　相对偏差=（测得值－平均值）/平均值×100%

4. 结果判定　平行实验结果应在允许相对偏差限度之内。以算术平均值作为测定结果，若一份合格，另一份不合格不能取其平均值，应重新测定。

5. 供试品的取量　供试品的取量不得超过规程中规定量的±10%。

6. 误差限度

（1）容量分析法最大允许相对偏差不得超过 0.4%。

（2）重量法最大允许相对偏差不得超过 0.5%。

（3）氮测定法最大允许相对偏差不得超过 0.5%。

（4）氧瓶燃烧法最大允许相对偏差不得超过 0.5%。

（5）提取法最大允许相对偏差不得超过 2%。

（6）仪器分析法最大允许相对偏差不得超过 3%。

（7）滴定液最大允许相对偏差不得超过 0.1%。

（8）恒重前后两次称重不超过 0.3mg。

十九、检验差错、事故分类及处理管理标准规程（表附 1-20）

表附 1-20　检验差错、事故分类及处理管理标准规程

文件名称	检验差错、事故分类及处理管理标准规程			
文件编号	××××××		版本号	××版
制定人		制定日期	年　月　日	制定部门	质保部
审核人		审核日期	年　月　日	审核部门	技术部
审核人		审核日期	年　月　日	审核部门	质保部
批准人		批准日期	年　月　日	批准	质量管理负责人
颁发部门	GMP 办	颁发日期	年　月　日	分发部门	质保部、GMP 办
文件类型	管理标准	执行日期	年　月　日	执行部门	质保部
制定依据	《药品生产质量管理规范》（2010 年修订）			

【目的】　制定检验差错、事故分类及处理管理标准规程，分清差错、事故的责任，制订奖罚措施，便于检验工作更好开展。

【范围】　本规程适用于质保部 QC 室的所有检验。

【职责】　质保部检验人员对本规程实施负责。

【内容】

1. 差错分类

（1）违反操作规定，致使检验结果错误，尚未出具检验报告书的。

（2）违反仪器操作规程，致使仪器停转或损坏，但未酿成严重后果，本室可以修理的。

（3）配错标准液，经本人或他人发现及时纠正的。

（4）违反操作规程发生爆炸、燃烧，但未造成工伤事故和严重损坏的。

（5）丢失检品、重要技术资料，但未造成严重后果的。

2. 事故分类

（1）原始记录不真实，假造实验数据的。

（2）工作不负责任，违反操作规程造成实验结果错误，已出具检验报告书造成人民生命、财产损失或造成严重不良影响者。

（3）"差错"中的1.2、1.4项造成千元以上经济损失或稀有贵重仪器的损坏影响工作进展，虽不足千元，亦作事故论处。

（4）丢失检品、重要技术资料等造成严重后果者。

3. 处理

（1）差错发生后，有关部门应立即向部门领导报告，经组内讨论，作出检查并吸取教训，必要时给予经济制裁。

（2）事故发生后，科室应立即向公司领导汇报，组织调查，视情节轻重、认识错误态度、是否立即采取补救措施等，给予经济及行政处分，因事故构成犯罪的由司法机关依法追究其刑事责任。

二十、留样观察管理标准规程（表附 1-21）

表附 1-21 留样观察管理标准规程

文件名称	留样观察管理标准规程				
文件编号	×××××			版本号	××版
制定人		制定日期	年 月 日	制定部门	质保部
审核人		审核日期	年 月 日	审核部门	技术部
审核人		审核日期	年 月 日	审核部门	质保部
批准人		批准日期	年 月 日	批准	质量管理负责人
颁发部门	GMP办	颁发日期	年 月 日	分发部门	质保部、GMP办
文件类型	管理标准	执行日期	年 月 日	执行部门	质保部
制定依据	《药品生产质量管理规范》（2010年修订）				

【目的】 建立留样观察管理标准规程，观察了解样品和产品在负责期内使用和贮存过程中质量变化情况。

【范围】 本标准适用于本公司检验样品及产品的留样观察管理。

【职责】 留样管理员、QC、QA、质保部经理对本规程实施负责。

【内容】

1. 成品的留样

（1）每批成品均需留样（同批成品分数次包装的，应分次进行留样），留样应建立《留样台账》。

（2）成品留样包装应与市售包装形式相同。

（3）成品留样量应不低于一次全检量的2倍（喷雾剂每批20盒，胶囊剂48粒每批10盒、12或24粒每批20盒）。

（4）留样成品每年至少目检一次（若有异常，应当彻底调查和采取措施），填写《质量监督检查异常登记》。

（5）留样贮存条件与批准注册的贮存条件一致，并至少保存至各药品有效期后1年。

2. 物料的留样

（1）每批物料（中药材、原辅料）均需留样，与药品直接接触的包装材料不需单独留样。

（2）物料的留样由质保部取样员填写《取样证》进行取样，样品由取样员交质保部QC主管，QC主管根据检测目的分发样品（一份留存），待QC检验员完成必要的检测工作后，留存样品交留样员签收，贴上留样标签进行留样，并建立《留样台账》。

（3）物料留样应采用适宜的容器、自封袋等形式独立包装。

（4）物料留样量应能满足一次全检量。

（5）物料留样贮存条件与各产品要求一致，无特殊要求的，常温贮存。

（6）原辅料留样至少保存至药品放行后2年，中药材保存6个月。

（7）原辅料留样每年至少检查一次，中药材留样每3个月检查一次；若有异常，应当彻底调查和采取措施，填写《质量监督检查异常登记》。

3. 质保部派专人负责留样观察工作，留样观察管理员需具有一定专业知识，了解样品的性质和贮存方法，负责留样样品的管理及目检观察，对产品有效期内的稳定性提供资料和数据，并填写《留样检查记录》。

4. 不同品种或同一品种不同规格的样品必须分别存放，每个留样柜内的品种、批号等应有明显标志。

5. 留样品不准销售或随意取走，特殊情况样品支出应有质保部负责人签字，并填写《留样收支记录》。

6. 留样室温湿度监测，每天定期检测两次。

7. 留样样品的销毁

（1）超过留样期限的样品应进行销毁。

（2）销毁样品：由留样员进行销毁，及时填写《销毁记录》，并有1人以上现场监销。

8. 相关记录　《留样台账》《质量监督检查异常登记》《取样证》《留样检查记录》《留样收支记录》《销毁记录》。

二十一、检验记录发放、填写、保管、销毁管理标准规程（表附1-22）

表附1-22 检验记录发放、填写、保管、销毁管理标准规程

文件名称	检验记录发放、填写、保管、销毁管理标准规程			
文件编号	××××××		版本号	××版
制定人	制定日期	年　月　日	制定部门	质保部
审核人	审核日期	年　月　日	审核部门	技术部
审核人	审核日期	年　月　日	审核部门	质保部

批准人		批准日期	年　月　日	批准	质量管理负责人
颁发部门	GMP 办	颁发日期	年　月　日	分发部门	质保部、GMP 办
文件类型	管理标准	执行日期	年　月　日	执行部门	质保部
制定依据	《药品生产质量管理规范》（2010 年修订）				

【目的】　建立检验记录发放、填写、保管、销毁管理标准规程，使记录的发放、填写、保管、销毁管理规范化。

【范围】　本规程适用于记录的发放、填写、保管、销毁管理。

【职责】　质保部全体人员对本规程实施负责。

【内容】

1. 发放

（1）空白检验记录由 QC 主管统一发放，原则上每个检品只发放一份空白检验记录，并做好登记。

（2）若因特殊原因需要重新领用空白检验记录，必须注明原因，详细说明。

2. 填写

（1）操作、检验等结束后，相关人员须及时填写记录。

（2）记录必须由操作人员、检验员等亲自填写，并签名。

（3）记录填写须用黑色书写，字迹应清晰。

（4）记录必须记录操作的全过程，检验记录还须记录数据的处理过程。

（5）填写错误须由原填写人更改，更改时在原始数据上画一横线并保证其清晰可见，在旁边填上正确的内容，并签名、签更改日期。

（6）原始检验记录必须有复核人复核并签名。

3. 保管

（1）检验记录在检验物品放行后由 QC 主管交授权人员归档保管。

（2）批生产记录、批包装记录、批监控记录在产品放行后交质保部资料管理员归档管理。

（3）物料的检验记录保存到该批物料使用完毕之后的 1 年。

（4）批记录保存到成品的有效期后 1 年。

4. 销毁

（1）记录保存到规定期限后，由保管员填写《报告、记录销毁申请单》，交 QA 审核后，再交质保部经理批准进行销毁。

（2）经批准销毁的记录由保管员执行销毁，QA 负责监督销毁。

（3）保管员应及时填写《销毁记录》，QA 签署监督销毁情况，保管员和 QA 质监员在《销毁记录》上签字确认。

（4）《销毁记录》原件由质保部保存，保管员可根据需要自行复印一份。

5. 相关记录　《报告、记录销毁申请单》《销毁记录》。

二十二、检验报告管理标准规程（表附 1-23）

表附 1-23   检验报告管理标准规程

文件名称					
文件编号	××××××			版本号	××版
制定人		制定日期	年 月 日	制定部门	质保部
审核人		审核日期	年 月 日	审核部门	技术部
审核人		审核日期	年 月 日	审核部门	质保部
批准人		批准日期	年 月 日	批准部门	质保部
颁发部门	GMP办	颁发日期	年 月 日	分发部门	销售部、生产部物资部、质保部、GMP办
文件类型	管理标准	执行日期	年 月 日	执行部门	销售部、生产部物资部、质保部
制定依据	《药品生产质量管理规范》（2010 年修订）				

【目的】   建立检验报告管理标准规程，使检验报告出具及时、准确、规范。

【范围】   适用于质保部各类检验报告的管理。

【职责】   质保部、生产部、物资部、销售部对本规程实施负责。

【内容】

1. 报告书编号   按《物料分类编码管理标准规程》（SMP-WL-CC-002-00）进行编号，编号格式见图附 1-1。

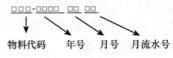

图附 1-1   报告书编号格式

编号不得重编、漏编、错编。

2. 报告书的出具

（1）各相关人员将检验记录复核签字后，由 QC 主管及时出具检验报告书，见《检品检验报告样张记录》。

（2）检验报告出具必须真实、可靠，不得编写或杜撰虚假报告，报告单用电脑打印。

（3）QC 主管对原始记录和报告书进行审查，审查无误后将报告交质保部经理。

（4）质保部经理全面审核检验报告结果与标准的相符性后，批准签字后发放。

（5）检验报告上必须有检验员、复核人、负责人盖章（或签字）及本公司"检验专用章"方可生效发放。

3. 报告书的发放

（1）原辅料、包装材料检验报告一式二份，一份质保部留存，一份交物资部。

（2）中间产品检验报告一式二份，一份质保部留存，一份交生产部。

（3）成品检验报告一式四份，一份质保部留存，一份交物资部，一份交生产部，一份交销售部。

4. 报告书保存

（1）质保部存档的检验报告书应与批检验原始记录一起按批归档，由 QA 办主管保管。

（2）中间产品、成品检验报告书（包括检验原始记录及相关记录）保存至该成品有效期后 1 年；原辅料、包材检验报告（包括检验原始记录及相关记录）保存至使用该原辅料、包装材料的最后一批产品的有效期后 1 年。辅材报告保存 2 年。

（3）保管员需妥善保管检验报告，若发现遗失、破损、字迹不清时，应立即报 QC 主管，及时处理。

5. 报告书的销毁

（1）报告书保存到规定期限后由保管员填写《报告、记录销毁申请单》交 QC 主管复核后再交质保部经理批准销毁。

（2）每年定期销毁，销毁由保管员执行，QA 质监员负责监督销毁。

6. 相关记录　《检品检验报告样张记录》《报告、记录销毁申请单》。

二十三、检验记录书写管理标准规程（表附 1-24）

表附 1-24　检验记录书写管理标准规程

文件名称	检验记录书写管理标准规程				
文件编号	××××××			版本号	××版
制定人		制定日期	年　月　日	制定部门	质保部
审核人		审核日期	年　月　日	审核部门	技术部
审核人		审核日期	年　月　日	审核部门	质保部
批准人		批准日期	年　月　日	批准	质量管理负责人
颁发部门	GMP 办	颁发日期	年　月　日	分发部门	质保部、GMP 办
文件类型	管理标准	执行日期	年　月　日	执行部门	质保部
制定依据	《药品生产质量管理规范》（2010 年修订）				

【目的】　为使质保部检验记录书写科学、规范，特制定本规程。

【范围】　适用于质保部检验记录的书写工作。

【职责】　质保部人员对本规程实施负责。

【内容】

1. 检验台账

（1）原辅料、包装材料、中间产品、成品须分别建立检验台账。

（2）检验台账内容包括检品编号、检品名称、批号、规格、数量、检验项目、检验标准、检验结果、检验日期、报告日期等。

（3）填写时不能有空格，如确无内容可填，应用斜线标志，检验台账应有编号并制定成册。

2. 检验（原始）记录是出据检验报告书的依据，为保证其准确性、规范性，必须填写真实、完整，字迹清晰，不得随意涂改。

（1）基本要求

1）检验（原始）记录采用统一印制的活页记录纸或各类专用检验记录表格，记录应用蓝、黑墨水笔书写，凡电脑打印的记录应有操作者签名。

2）检验人员在检验前，应仔细查对检验项目、内容，写明检验依据，并逐一记录检品品名、批号、来源、检验日期等。

3）可按检验顺序依次记录各检验项目的内容。各项目均应及时记录实际条件、简单的操作步骤、实验现象、原始数据等，严禁事后补记或转抄，不得随意擦抹涂改，如记录有误，可用单线划去并保持原字迹可辨，在修改时应签名并注明日期。无论实验成败均应详细记录，对于失败的实验应分析其原因，并在记录上注明。

4）每个检验项目应写明标准规定，并作出单项结论符合规定或不符合规定。

5）检验人员应在原始记录上签字，并经本室专业人员复核签名。

6）检验（原始）记录和检验报告书按批存档，如借用须经部门主管同意办理借阅手续。

（2）检验项目的记录：书写时先写明项目名称，可依据检验的先后，依次规范记录各检验项目，最后应对该项目做明确的结论。对一些常用的记录内容提出最低要求（即必不可少的记录内容），检验人员可根据实际情况酌情增加，详细记录。

1）性状

外观、嗅、味：应根据检验中观察到的情况如实描述，不可照抄标准规定。外观性状符合规定者，不可只记录符合规定这一结论，对外观异常者要详细记录。

溶解度：应记录称量数量、溶剂及溶剂的体积、溶解情况及时间等。

比旋度：应记录仪器型号，样品名称及含水量，供试品的稀释过程，旋光管的长度，比旋度的计算。一般只做一份，读取 3 次旋光度值，取其平均值进行计算。

2）鉴别：呈色反应、沉淀反应应记录供试品的取样量，所加试剂名称及用量，简单操作过程及反应结果（包括生成物和颜色、嗅味、气体的产生、沉淀物的颜色、沉淀物的溶解情况等）。药典附录中未记载的试液的配制过程，经常生产的品种，化学反应无特殊现象可写依法操作呈正反应，个别品种记录基本过程及反应结果现象。

3）检查：一般检查项目，只取一份供试品依法进行检查，检查结果为不符合规定或边缘产品者，应予以复试。

pH（酸碱度）：应记录测试仪器、型号、室温、供试品的称样量、稀释法、标准缓冲液的名称、测定结果（二次读数不超过 0.1，取其平均值）。

凡属限度实验，如氯化物、硫酸盐、重金属、砷盐等检查项目，应记录标准溶液用量，样品称样量及稀释法，实验结果，必要时记录采样方法，样品前处理方法。

干燥失重：允许失重在 1% 以下的品种只做一份，允许失重在 1% 以上的品种，应做两个平行样，取平均值。应记录空瓶恒重数据、样品称重、干燥温度、干燥时间、计算等。

炽灼残渣：应记录坩埚恒重值，样品称重、炽灼温度、炽灼时间，炽灼后残渣和坩埚恒重值，结果计算。

紫外分光光度法测定的样品，应记录样品的取样量，稀释倍数，测定空白数据（自动扣除空白可以不记），狭缝宽度，波长及吸光度值，计算。

澄明度：按规定方法检查，记录光源照度，检查总支数，观察到的异物颜色、数量、形状及支数，结果分析及判断。

装量检查：应记录使用的量器、每瓶毫升数及结果判断。

4）含量测定

一般要求平行做两份样，两份结果精确度在测定方法的允许值内，相对偏差：重量法（容量法）应不得过 0.5%，高效液相色谱法应不得过 2.0%，取两次测定结果的平均值为供试品的含量，如误差不符合要求时应复检。

容量分析：记录供试品取样量，简要的操作过程，指示剂的名称及用量，滴定液的名称及浓度，消耗滴定液的毫升数，空白试验数据，结果计算。

重量分析：应记录供试品的取样量，简要的操作方法，残渣或沉淀物的恒重值，结果计算。

高效液相色谱法：记录色谱条件与系统适用性试验、对照品溶液的制备、供试品溶液的制备、测定法、检测结果、计算等。

5）各种数据的记录

样品称量的有效数字应与所用天平的精确度保持一致。

滴定液消耗的毫升数应记到 0.01ml。

有效数字之后的数字采用"四舍六入五留双"的原则。

最后结果的有效数字应与标准要求相一致。

3. 检验报告书

（1）表头栏目：表头栏目不能空格，如确无内容可填，应画斜线表示。

1）报告书编号：报告书编号为 8 位，前 4 位为年号、后 4 位为月号和顺序号（均用 2 位数表示），如 20060301，表示 2006 年 3 月的第一份报告书。

2）标准依据：应写明标准名称、版本等。

（2）各检验项目与内容格式书写要求

1）成品、原辅料的检验项目有性状、鉴别、检查、含量测定四个大项目，每一大项目下的具体检验项目及内容按质量标准规定的内容及顺序进行书写。

2）具体检验项目的书写、要求

性状：外观性状的"标准规定"按质量标准规定的内容书写（中药材可写成"应具××的性状特征"），"检验结果"根据实物的真实情况进行描述（中药材可写成"具××的性状特征"）。

鉴别：凡属显色或沉淀反应的"标准规定"栏内应填写"应呈正反应"，"检验结果"根据实测情况填写"呈正反应"或"不呈正反应"。

检查：pH、水分、干燥失重、炽灼残渣等质量标准中有明确数据规定的，写于"标准规定"项下，实测数据写于"检验结果"项下。

硫酸盐、铁盐、重金属、砷盐、氯化物、碘化物、澄明度、不溶性微粒、无菌等项目，若标准中有明确数据要求的应在"标准规定"中写出。以文字说明为主，且不宜用数字或简单语言表达的，此项可写"应符合规定"，"检验结果"项下如有数据的记录数据，没有的此项可写成"符合规定"。

含量测定："标准规定"项下按质量标准的内容和格式书写，"检验结果"填写相应的实测数据。

另外，在书写检验报告时，有效数字位数应与标准一致，文字叙述过程中不得夹入数字，如不得大于不能写成"≤"，十万分之一不能写成 10ppm。

结论：应包括检验依据和检验结论。仅做一个项目检验的检品，结论可写为：本品按其标准检验某项，结果符合规定（或不符合规定）。一项以上结论可写为：本品按其标准（某版）检验上述项目，结果符合规定（或不符合规定），全项检验可写为：本品按某标准（某版）检验，结果符合规定（或不符合规定）。

另外，全检中或非全检中只要一项不合格，即整批不合格，结果应判为不符合规定。

二十四、剩余检品处理管理标准规程（表附 1-25）

表附 1-25　剩余检品处理管理标准规程

文件名称	剩余检品处理管理标准规程					
文件编号	××××××				版本号	××版
制定人		制定日期	年　月　日	制定部门	质保部	
审核人		审核日期	年　月　日	审核部门	技术部	
审核人		审核日期	年　月　日	审核部门	质保部	
批准人		批准日期	年　月　日	批准	质量管理负责人	
颁发部门	GMP 办	颁发日期	年　月　日	分发部门	质保部、物资部、GMP 办	
文件类型	管理标准	执行日期	年　月　日	执行部门	质保部、物资部	
制定依据	《药品生产质量管理规范》（2010 年修订）					

【目的】　　建立剩余检品处理管理标准规程，加强剩余检品的管理。

【范围】　　本程序适用于检验用剩余检品的处理。

【职责】　　QC 主管、检验员、库管员对本规程实施负责。

【内容】

1. 由 QC 检验员负责处理检验剩余检品的处理工作。

2. 成品检验后剩余检品的处理

（1）成品检验后剩余的胶囊剂，由检验员将胶囊内容物倾出，然后，将粉末倒入垃圾袋，空胶囊壳加水溶解后倒入垃圾袋，包装材料剪碎倒入垃圾袋。

（2）成品检验后剩余的喷雾剂，由检验员将喷雾剂内药液倒入下水道，用水冲净，空瓶统一回收到塑料袋内，再移至公司废品库，包装材料剪碎倒入垃圾袋。

3. 当中间产品、原辅料检验有剩余，应将粉末直接倒入垃圾袋，液体直接倒入下水道。

4. 当包装材料检验有剩余，应将纸箱检验后退回库房，其余外包材除留一个（张）留样外，其余全部退回库房。

二十五、检验复核工作管理标准规程（表附 1-26）

表附 1-26　检验复核工作管理标准规程

文件名称	检验复核工作管理标准规程					
文件编号	××××××				版本号	××版
制定人		制定日期	年　月　日	制定部门	质保部	
审核人		审核日期	年　月　日	审核部门	技术部	
审核人		审核日期	年　月　日	审核部门	质保部	
批准人		批准日期	年　月　日	批准	质量管理负责人	
颁发部门	GMP 办	颁发日期	年　月　日	分发部门	质保部、GMP 办	
文件类型	管理标准	执行日期	年　月　日	执行部门	质保部	
制定依据	《药品生产质量管理规范》（2010 年修订）					

【目的】　　建立检验复核工作管理标准规程，确保检验数据的可靠性。

【范围】　　本规程适用于检验、测试结果的复核。

【职责】　　检验复核人、QC 主管对本规程实施负责。

【内容】

1. 复核人员由 QC 人员担任，该人员应具有一定的专业基础知识和操作技能，熟悉所复核岗位或项目的工作内容。

2. 检验记录填写完毕后由复核员复核。未经复核员复核签名的记录不能提交出具报告书，更不能进入存档程序。该记录处于未完成状态，检验员对此负责。

3. 复核

（1）复核依据为该品种或该项目的质量标准及检验标准操作规程。

（2）复核内容

1）检验项目完整、不缺项。

2）书写工整、正确，改错正确（必要时加以说明）。

3）检验依据正确。

4）计算公式、计算数据均正确。

（3）原始记录应按 GMP 要求规范填写，检验员必须签名，否则可拒绝复核；或待检验员按要求改正后再复核签名；或报 QC 主管责令其改正。

4. 属于复核内容范畴内的项目发生错误由复核员负责；属操作差错等其他问题由检验员负责。

5. 除特殊情况之外，复核工作应在半个工作日内完成。

附录二 常用试液的配制

1. 一氯化碘试液

取碘化钾 0.14g 与碘酸钾 90mg,加水 125ml 使溶解,再加盐酸 125ml,即得。本液应置玻璃瓶内,密闭,在凉处保存。

2. N-乙酰-L-酪氨酸乙酯试液

取 N-乙酰-L-酪氨酸乙酯 24.0mg,加乙醇 0.2ml 使溶解,加磷酸盐缓冲液(取 0.067mol/L 磷酸二氢钾溶液 38.9ml 与 0.067mol/L 磷酸氢二钠溶液 61.6ml,混合,pH 为 7.0)2ml,加指示液(取等量的 0.1%甲基红的乙醇溶液与 0.05%亚甲蓝的乙醇溶液,混匀)1ml,用水稀释至 10ml,即得。

3. 乙醇制对二甲氨基苯甲醛试液

取对二甲氨基苯甲醛 1g,加乙醇 9.0ml 与盐酸 2.3ml 使溶解,再加乙醇至 100ml,即得。

4. 乙醇制氢氧化钾试液

可取用乙醇制氢氧化钾滴定液(0.5mol/L)。

5. 乙醇制氨试液

取无水乙醇,加浓氨溶液使每 100ml 中含 NH_3 9~11g,即得。本液应置橡皮塞瓶中保存。

6. 乙醇制硝酸银试液

取硝酸银 4g,加水 10ml 溶解后,加乙醇使成 100ml,即得。

7. 乙醇制硫酸试液

取硫酸 57ml,加乙醇稀释至 1000ml,即得。本液含 H_2SO_4 应为 9.5%~10.5%。

8. 乙醇制溴化汞试液

取溴化汞 2.5g,加乙醇 50ml,微热使溶解,即得。本液应置玻璃塞瓶内,在暗处保存。

9. 二乙基二硫代氨基甲酸钠试液

取二乙基二硫代氨基甲酸钠 0.1g,加水 100ml 溶解后,滤过,即得。

10. 二乙基二硫代氨基甲酸银试液

取二乙基二硫代氨基甲酸银 0.25g,加三氯甲烷适量与三乙胺 1.8ml,加三氯甲烷至 100ml,搅拌使溶解,放置过夜,用脱脂棉滤过,即得。本液应置棕色玻璃瓶内,密塞,置阴凉处保存。

11. 二苯胺试液

取二苯胺 1g,加硫酸 100ml 使溶解,即得。

12. 二盐酸二甲基对苯二胺试液

取二盐酸二甲基对苯二胺 0.1g,加水 10ml,即得。需新鲜少量配制,于冷处避光保存,如试液变成红褐色,不可使用。

13. 二氨基萘试液

取 2，3-二氨基萘 0.1g 与盐酸羟胺 0.5g，加 0.1mol/L 盐酸溶液 100ml，必要时加热使溶解，放冷滤过，即得。本液应临用新配，避光保存。

14. 二硝基苯试液

取间二硝基苯 2g，加乙醇使溶解成 100ml，即得。

15. 二硝基苯甲酸试液

取 3，5-二硝基苯甲酸 1g，加乙醇使溶解成 100ml，即得。

16. 二硝基苯肼乙醇试液

取 2，4-二硝基苯肼 1g，加乙醇 1000ml 使溶解，再缓缓加入盐酸 10ml，摇匀，即得。

17. 二硝基苯肼试液

取 2，4-二硝基苯肼 1.5g，加硫酸溶液（1→2）20ml，溶解后，加水使成 100ml，滤过，即得。

18. 稀二硝基苯肼试液

取 2，4-二硝基苯肼 0.15g，加含硫酸 0.15ml 的无醛乙醇 100ml 使溶解，即得。

19. 氯化汞试液

取氯化汞 6.5g，加水使溶解成 100ml，即得。

20. 二氯靛酚钠试液

取 2，6-二氯靛酚钠 0.1g，加水 100ml 溶解后，滤过，即得。

21. 丁二酮肟试液

取丁二酮肟 1g，加乙醇 100ml 使溶解，即得。

22. 三硝基苯酚试液

本液为三硝基苯酚的饱和水溶液。

23. 三硝基苯酚锂试液

取碳酸锂 0.25g 与三硝基苯酚 0.5g，加沸水 80ml 使溶解，放冷，加水使成 100ml，即得。

24. 三氯化铁试液

取三氯化铁 9g，加水使溶解成 100ml，即得。

25. 三氯化铝试液

取三氯化铝 1g，加乙醇使溶解成 100ml，即得。

26. 三氯化锑试液

本液为三氯化锑饱和的三氯甲烷溶液。

27. 三氯乙酸试液

取三氯乙酸 6g，加三氯甲烷 25ml 溶解后，加浓过氧化氢溶液 0.5ml，摇匀，即得。

28. 五氧化二钒试液

取五氧化二钒适量，加磷酸激烈振摇 2 小时后得其饱和溶液，用垂熔玻璃漏斗滤过，取滤液 1 份加水 3 份，混匀，即得。

29. 水合氯醛试液

取水合氯醛 50g，加水 15ml 与甘油 10ml 使溶解，即得。

30. 水杨酸铁试液

（1）取硫酸铁铵 0.1g，加稀硫酸 2ml 与水适量使成 100ml。

（2）取水杨酸钠 1.15g，加水使溶解成 100ml。

（3）取乙酸钠 13.6g，加水使溶解成 100ml。

（4）临用时，取上述硫酸铁铵溶液 1ml，水杨酸钠溶液 0.5ml，乙酸钠溶液 0.8ml 与稀乙酸 0.2ml，混合，加水使成 5ml，摇匀，即得。

31. 亚铁氰化钾试液

取亚铁氰化钾 5g，用少量水洗涤后，加水适量使溶解，用水稀释至 100ml，即得。本液应临用新制。

32. 甘油乙醇试液

取甘油、稀乙醇各 1 份，混合，即得。

33. 甘油淀粉润滑剂

取甘油 22g，加入可溶性淀粉 9g，加热至 140℃，保持 30 分钟并不断搅拌，放冷，即得。

34. 甘油乙酸试液

取甘油、50%乙酸溶液与水各 1 份，混合，即得。

35. 鞣酸试液

取鞣酸 1g，加乙醇 1ml，加水溶解并稀释至 100ml，即得。本液应临用时新制。

36. 甲醛硫酸试液

取硫酸 1ml，滴加甲醛试液 1 滴，摇匀，即得。本液应临用新制。

37. 四苯硼钠试液

取四苯硼钠 0.1g，加水使溶解成 100ml，即得。

38. 对二甲氨基苯甲醛试液

取对二甲氨基苯甲醛 0.125g，加无氮硫酸 65ml 与水 35ml 的冷混合液溶解后，加三氯化铁试液 0.05ml，摇匀，即得。本液配制后在 7 日内使用。

39. 对甲苯磺酰-L-精氨酸甲酯盐酸盐试液

取对甲苯磺酰-L-精氨酸甲酯盐酸盐 98.5mg，加三羟甲基氨基甲烷缓冲液（pH8.1）5ml 使溶解，加指示液（取等量 0.1%甲基红的乙醇溶液与 0.05%亚甲蓝的乙醇溶液，混匀）0.25ml，用水稀释至 25ml。

40. 对氨基苯磺酸-α-萘胺试液

取无水对氨基苯磺酸 0.5g，加乙酸 150ml 溶解后，另取盐酸-α-萘胺 0.1g，加乙酸 150ml 使溶解，将两液混合，即得。本液久置显粉红色，用时可加锌粉脱色。

41. 对羟基联苯试液

取对羟基联苯 1.5g，加 5%氢氧化钠溶液 10ml 与水少量溶解后，再加水稀释至 100ml。本液贮存于棕色瓶中，可保存数月。

42. 亚铁氰化钾试液

取亚铁氰化钾 1g，加水 10ml 使溶解，即得。本液应临用新制。

43. 硝普钠试液

取硝普钠 1g，加水使溶解成 20ml，即得。本液应临用新制。

44. 硝普钠乙醛试液

取 1%硝普钠溶液 10ml，加乙醛 1ml，混匀，即得。

45. 亚硝酸钠乙醇试液

取亚硝酸钠 5g，加 60%乙醇使溶解成 1000ml，即得。

46. 亚硝酸钠试液

取亚硝酸钠 1g，加水使溶解成 100ml，即得。

47. 亚硝酸钴钠试液

取亚硝酸钴钠 10g，加水使溶解成 50ml，滤过，即得。

48. 亚硫酸氢钠试液

取亚硫酸氢钠 10g，加水使溶解成 30ml，即得。本液应临用新制。

49. 亚硫酸钠试液

取无水亚硫酸钠 20g，加水 100ml 使溶解，即得。本液应临用新制。

50. 亚碲酸钠（钾）试液

取亚碲酸钠（钾）0.1g，加新鲜煮沸后冷至 50℃的水 10ml 使溶解，即得。

51. 过氧化氢试液

取浓过氧化氢溶液（30%），加水稀释成 3%的溶液。临用时配制。

52. 血红蛋白试液

取牛血红蛋白 1g，加盐酸溶液（取 1mol/L 盐酸 65ml，加水至 1000ml）使溶解成 100ml，即得。本液置冰箱中保存，2 日内使用。

53. 次氯酸钠试液

取次氯酸钠溶液适量，加水制成含 NaClO 不少于 4%的溶液，即得。本液应置棕色瓶内，在暗处保存。

54. 次溴酸钠试液

取氢氧化钠 20g，加水 75ml 溶解后，加溴 5ml，再加水稀释至 100ml，即得。本液应临用新制。

55. 异烟肼试液

取异烟肼 0.25g，加盐酸 0.31ml，加甲醇或无水乙醇使溶解成 500ml，即得。

56. 多硫化铵试液

取硫化铵试液，加硫黄使饱和，即得。

57. 苏丹Ⅲ试液

取苏丹Ⅲ0.01g，加 90%乙醇 5ml 溶解后，加甘油 5ml，摇匀，即得。本液应置棕色的玻璃瓶中保存，在 2 个月内应用。

58. 吲哚醌试液

取 α，β-吲哚醌 0.1g，加丙酮 10ml 溶解后，加冰醋酸 1ml，摇匀，即得。

59. 含碘酒石酸铜试液

取硫酸铜 7.5g、酒石酸钾钠 25g、无水碳酸钠 25g、碳酸氢钠 20g 与碘化钾 5g，依次溶于 800ml 水中；另取碘酸钾 0.535g，加水适量溶解后，缓缓加入上述溶液中，再加水使成 1000ml，即得。

60. 邻苯二醛试液

取邻苯二醛 1.0g，加甲醇 5ml 与 0.4mol/L 硼酸溶液（用 45%氢氧化钠溶液调节 pH 至 10.4）95ml，振摇使邻苯二醛溶解，加硫乙醇酸 2ml，用 45%氢氧化钠溶液调节 pH 至 10.4。

61. 间苯二酚试液

取间苯二酚 1g，加盐酸使溶解成 100ml，即得。

62. 间苯三酚试液

取间苯三酚 0.5g，加乙醇使溶解成 25ml，即得。本液应置玻璃塞瓶内，在暗处保存。

63. 间苯三酚盐酸试液

取间苯三酚 0.1g，加乙醇 1ml，再加盐酸 9ml，混匀。本液应临用新制。

64. 钌红试液

取 10%乙酸钠溶液 1～2ml，加钌红适量使呈酒红色，即得。本液应临用新制。

65. 玫瑰红钠试液

取玫瑰红钠 0.1g，加水使溶解成 75ml，即得。

66. 苯酚二磺酸试液

取新蒸馏的苯酚 3g，加硫酸 20ml，置水浴上加热 6 小时，趁其尚未凝固时倾入玻璃塞瓶内，即得。用时可置水浴上微热使融化。

67. 茚三酮试液

取茚三酮 2g，加乙醇使溶解成 100ml，即得。

68. 呫吨氢醇甲醇试液

可取用 85%呫吨氢醇的甲醇溶液。

69. 钒酸铵试液

取钒酸铵 0.25g，加水使溶解成 100ml，即得。

70. 变色酸试液

取变色酸钠 50mg，加硫酸与水的冷混合液（9∶4）100ml 使溶解，即得。本液应临用新制。

71. 茜素氟蓝试液

取茜素氟蓝 0.19g，加氢氧化钠溶液（1.2→100）12.5ml，加水 800ml 与乙酸钠结晶 0.25g，用稀盐酸调节 pH 约为 5.4，用水稀释至 1000ml，摇匀，即得。

72. 茜素锆试液

取硝酸锆 5mg，加水 5ml 与盐酸 1ml；另取茜素磺酸钠 1mg，加水 5ml，将两液混合，即得。

73. 草酸试液

取草酸 6.3g，加水使溶解成 100ml，即得。

74. 草酸铵试液

取草酸铵 3.5g，加水使溶解成 100ml，即得。

75. 茴香醛试液

取茴香醛 0.5ml，加乙酸 50ml 使溶解，加硫酸 1ml，摇匀，即得。本液应临用新制。

76. 枸橼酸醋酐试液

取枸橼酸 2g，加醋酐 100ml 使溶解，即得。

77. 品红亚硫酸试液

取碱性品红 0.2g，加热水 100ml 溶解后，放冷，加亚硫酸钠溶液（1→10）20ml、盐酸 2ml，用水稀释至 200ml，加活性炭 0.1g，搅拌并迅速滤过，放置 1 小时以上，即得。本液应临用新制。

78. 品红焦性没食子酸试液

取碱性品红 0.1g，加新沸的热水 50ml 溶解后，冷却，加亚硫酸氢钠的饱和溶液 2ml，放置 3 小时后，加盐酸 0.9ml，放置过夜，加焦性没食子酸 0.1g，振摇使溶解，加水稀释至 100ml，即得。

79. 钨酸钠试液

取钨酸钠 25g，加水 72ml 溶解后，加磷酸 2ml，摇匀，即得。

80. 氟化钠试液

取氟化钠 0.5g，加 0.1mol/L 盐酸 100ml，使溶解，即得。本液应临用新制。

81. 氢氧化四甲基铵试液

取 10%氢氧化四甲基铵溶液 1ml，加无水乙醇使成 10ml，即得。

82. 氢氧化钙试液

取氢氧化钙 3g，置玻璃瓶中，加水 1000ml，密塞。时时猛力振摇，放置 1 小时，即得。用时倾取上清液。

83. 氢氧化钠试液

取氢氧化钠 4.3g，加水使溶解成 100ml，即得。

84. 氢氧化钡试液

取氢氧化钡，加新沸过的冷水使成饱和的溶液，即得。本液应临用新制。

85. 氢氧化钾试液

取氢氧化钾 6.5g，加水使溶解成 100ml，即得。

86. 香草醛试液

取香草醛 0.1g，加盐酸 10ml 使溶解，即得。

87. 香草醛硫酸试液

取香草醛 0.2g，加硫酸 10ml 使溶解，即得。

88. 重铬酸钾试液

取重铬酸钾 7.5g，加水使溶解成 100ml，即得。

89. 重氮二硝基苯胺试液

取 2，4-二硝基苯胺 50mg，加盐酸 1.5ml 溶解后，加水 1.5ml，置冰浴中冷却，滴加 10%亚硝酸钠溶液 5ml，随加随振摇，即得。

90. 重氮对硝基苯胺试液

取对硝基苯胺 0.4g，加稀盐酸 20ml 与水 40ml 使溶解，冷却至 15℃，缓缓加入 10%亚硝酸钠溶液，至取溶液 1 滴能使碘化钾淀粉试纸变为蓝色，即得。本液应临用新制。

91. 重氮苯磺酸试液

取对氨基苯磺酸 1.57g，加水 80ml 与稀盐酸 10ml，在水浴上加热溶解后，放冷至 15℃，缓缓加入亚硝酸钠溶液（1→10）6.5ml，随加随搅拌，再加水稀释至 100ml，即得。本液应临用新制。

92. 亮绿试液

取亮绿 0.1g，加水 100ml 使溶解。

93. 盐酸试液

取盐酸 8.4ml，加水使稀释成 100ml。

94. 盐酸氨基脲试液

取盐酸氨基脲 2.5g 与乙酸钠 3.3g，研磨均匀，用甲醇 30ml 转移至锥形瓶中，在 4℃以下放置 30 分钟，滤过，滤液加甲醇使成 100ml，即得。

95. 盐酸羟胺乙醇试液

取盐酸羟胺溶液（34.8→100）1 份，乙酸钠-氢氧化钠试液 1 份和乙醇 4 份，混合。

96. 盐酸羟胺试液

取盐酸羟胺 3.5g，加 60%乙醇使溶解成 100ml，即得。

97. 盐酸羟胺乙酸钠试液

取盐酸羟胺与无水乙酸钠各 0.2g，加甲醇 100ml，即得。本液应临用新制。

98. 钼硫酸试液

取钼酸铵 0.1g，加硫酸 10ml 使溶解，即得。

99. 钼酸铵试液

取钼酸铵 10g，加水使溶解成 100ml，即得。

100. 钼酸铵硫酸试液

取钼酸铵 2.5g，加硫酸 15ml，加水使溶解成 100ml，即得。本液配制后 2 周内使用。

101. 铁氨氰化钠试液

取铁氨氰化钠 1g，加水使溶解成 100ml，即得。

102. 铁氰化钾试液

取铁氰化钾 1g，加水 10ml 使溶解，即得。本液应临用新制。

103. 稀铁氰化钾试液

取 1%铁氰化钾溶液 10ml，加 5%三氯化铁溶液 0.5ml 与水 40ml，摇匀，即得。

104. 氨试液

取浓氨溶液 400ml，加水使成 1000ml，即得。

105. 浓氨试液

可取浓氨溶液应用。

106. 氨制硝酸银试液

取硝酸银 1g，加水 20ml 溶解后，滴加氨试液，随加随搅拌，至初起的沉淀将近全溶，滤过，即得。本液应置棕色瓶内，在暗处保存。

107. 氨制硝酸镍试液

取硝酸镍 2.9g，加水 100ml 使溶解，再加氨试液 40ml，振摇，滤过，即得。

108. 氨制氯化铜试液

取氯化铜 22.5g，加水 200ml 溶解后，加浓氨试液 100ml，摇匀，即得。

109. 氨制氯化铵试液

取浓氨试液，加等量的水稀释后，加氯化铵使饱和，即得。

110. 1-氨基-2-萘酚-4-磺酸试液

取无水亚硫酸钠 5g、亚硫酸氢钠 94.3g 与 1-氨基-2-萘酚-4-磺酸 0.7g，充分混匀；临用时取此混合物 1.5g，加水 10ml 使溶解，必要时滤过，即得。

111. 高氯酸试液

取 70%高氯酸 13ml，加水 500ml，用 70%高氯酸精确调节 pH 至 0.5，即得。

112. 高氯酸铁试液

取 70%高氯酸 10ml，缓缓分次加入铁粉 0.8g，微热使溶解，放冷，加无水乙醇稀释至 100ml，即得。用时取上液 20ml，加 70%高氯酸 6ml，用无水乙醇稀释至 500ml。

113. 高碘酸钠试液

取高碘酸钠 1.2g，加水 100ml 使溶解，即得。

114. 高锰酸钾试液

可取用高锰酸钾滴定液（0.02mol/L）。

115. 酒石酸氢钠试液

取酒石酸氢钠 1g，加水使溶解成 10ml，即得。本液应临用新制。

116. α-萘酚试液

取 15%的 α-萘酚乙醇溶液 10.5ml，缓缓加硫酸 6.5ml，混匀后再加乙醇 40.5ml 及水 4ml，混匀，即得。

117. 硅钨酸试液

取硅钨酸 10g，加水使溶解成 100ml，即得。

118. 铜吡啶试液

取硫酸铜 4g，加水 90ml 溶解后，加吡啶 30ml，即得。本液应临用新制。

119. 铬酸钾试液

取铬酸钾 5g，加水使溶解成 100ml，即得。

120. 联吡啶试液

取 2，2'-联吡啶 0.2g、乙酸钠结晶 1g 与冰醋酸 5.5ml，加水适量使溶解成 100ml，即得。

121. 硝铬酸试液

（1）取硝酸 10ml，加入 100ml 水中，混匀。

（2）取铬酸 10g，加水 100ml 使溶解。

（3）用时将上述两液等量混合，即得。

122. 硝酸亚汞试液

取硝酸亚汞 15g，加水 90ml 与稀硝酸 10ml 使溶解，即得。本液应置棕色瓶内，加汞 1 滴，密塞保存。

123. 硝酸亚铈试液

取硝酸亚铈 0.22g，加水 50ml 使溶解，加硝酸 0.1ml 与盐酸羟胺 50mg，加水稀释至 1000ml，摇匀，即得。

124. 硝酸汞试液

取黄氧化汞 40g，加硝酸 32ml 与水 15ml 使溶解，即得。本液应置玻璃塞瓶内，在暗处保存。

125. 硝酸钡试液

取硝酸钡 6.5g，加水使溶解成 100ml，即得。

126. 硝酸铈铵试液

取硝酸铈铵 25g，加稀硝酸使溶解成 100ml，即得。

127. 硝酸银试液

可取用硝酸银滴定液（0.1mol/L）。

128. 硫化钠试液

取硫化钠 1g，加水使溶解成 10ml，即得。本液应临用新制。

129. 硫化氢试液

本液为硫化氢的饱和水溶液。本液应置棕色瓶内，在暗处保存。本液如无明显的硫化氢臭，或与等容的三氯化铁试液混合时不能生成大量的硫沉淀，即不适用。

130. 硫化铵试液

取氨试液 60ml，通硫化氢使饱和后，再加氨试液 40ml，即得。本液应置棕色瓶内，在暗处保存，本液如发生大量的硫沉淀，即不适用。

131. 硫代乙酰胺试液

取硫代乙酰胺 4g，加水使溶解成 100ml，置冰箱中保存。临用前取混合液（由 1mol/L 氢氧化钠溶液 15ml、水 5.0ml 及甘油 20ml 组成）5.0ml，加上述硫代乙酰胺溶液 1.0ml，置水浴上加热 20 秒，冷却，立即使用。

132. 硫代硫酸钠试液

可取用硫代硫酸钠滴定液（0.1mol/L）。

133. 硫脲试液

取硫脲 10g，加水使溶解成 100ml，即得。

134. 硫氰酸汞铵试液

取硫氰酸铵 5g 与氯化汞 4.5g，加水使溶解成 100ml，即得。

135. 硫氰酸铬铵试液

取硫氰酸铬铵 0.5g，加水 20ml，振摇 1 小时后，滤过，即得。本液应临用新制。配成后 48 小时内使用。

136. 硫氰酸铵试液

取硫氰酸铵 8g，加水使溶解成 100ml，即得。

137. 硫酸亚铁试液

取硫酸亚铁结晶 8g，加新沸过的冷水 100ml 使溶解，即得。本液应临用新制。

138. 硫酸汞试液

取黄氧化汞 5g，加水 40ml 后，缓缓加硫酸 20ml，随加随搅拌，再加水 40ml，搅拌使溶解，即得。

139. 硫酸苯肼试液

取盐酸苯肼 60mg，加硫酸溶液（1→2）100ml 使溶解，即得。

140. 硫酸钙试液

本液为硫酸钙的饱和水溶液。

141. 硫酸钛试液

取二氧化钛 0.1g，加硫酸 100ml，加热使溶解，放冷，即得。

142. 硫酸钾试液

取硫酸钾 1g，加水使溶解成 100ml，即得。

143. 硫酸铁试液

称取硫酸铁 5g，加适量水溶解，加硫酸 20ml，摇匀，加水稀释至 100ml，即得。

144. 硫酸铜试液

取硫酸铜 12.5g，加水使溶解成 100ml，即得。

145. 硫酸铜铵试液

取硫酸铜试液适量，缓缓滴加氨试液，至初生的沉淀将近完全溶解，静置，倾取上层的清液，即得。本液应临用新制。

146. 硫酸镁试液

取未风化的硫酸镁结晶 12g，加水使溶解成 100ml，即得。

147. 稀硫酸镁试液

取硫酸镁 2.3g，加水使溶解成 100ml，即得。

148. 紫草试液

取紫草粗粉 10g，加 90%乙醇 100ml，浸渍 24 小时后，滤过，滤液中加入等量的甘油，混合，放置 2 小时，滤过，即得。本液应置棕色玻璃瓶中，在 2 个月内应用。

149. 氰化钾试液

取氰化钾 10g，加水使溶解成 100ml，即得。

150. 氯铂酸试液

取氯铂酸 2.6g，加水使溶解成 20ml，即得。

151. 氯化三苯四氮唑试液

取氯化三苯四氮唑 1g，加无水乙醇使溶解成 200ml，即得。

152. 氯化亚锡试液

取氯化亚锡 1.5g，加水 10ml 与少量的盐酸使溶解，即得。本液应临用新制。

153. 氯化金试液

取氯化金 1g，加水 35ml 使溶解，即得。

154. 氯化钙试液

取氯化钙 7.5g，加水使溶解成 100ml，即得。

155. 氯化钡试液

取氯化钡的细粉 5g，加水使溶解成 100ml，即得。

156. 氯化钴试液

取氯化钴 2g，加盐酸 1ml，加水溶解并稀释至 100ml，即得。

157. 氯化铵试液

取氯化铵 10.5g，加水使溶解成 100ml，即得。

158. 氯化铵镁试液

取氯化镁 5.5g 与氯化铵 7g，加水 65ml 溶解后，加氨试液 35ml，置玻璃瓶内，放置数日后，滤过，即得。本液如显浑浊，应滤过后再用。

159. 氯化锌碘试液

取氯化锌 20g，加水 10ml 使溶解，加碘化钾 2g 溶解后，再加碘使饱和，即得。本液应置棕色玻璃瓶内保存。

160. 氯亚氨基-2，6-二氯醌试液

取氯亚氨基-2，6-二氯醌 1g，加乙醇 200ml 使溶解，即得。

161. 氯试液

本液为氯的饱和水溶液。本液应临用新制。

162. 氯酸钾试液

本液为氯酸钾的饱和硝酸溶液。

163. 稀乙醇

取乙醇 529ml，加水稀释至 1000ml，即得。本液在 20℃时含 C_2H_5OH 应为 49.5%～50.5%（ml/ml）。

164. 稀甘油

取甘油 33ml，加水稀释使成 100ml，再加樟脑一小块或液化苯酚 1 滴，即得。

165. 稀盐酸

取盐酸 234ml，加水稀释至 1000ml，即得。本液含 HCl 应为 9.5%～10.5%。

166. 稀硝酸

取硝酸 105ml，加水稀释至 1000ml，即得。本液含 HNO_3 应为 9.5%～10.5%。

167. 稀硫酸

取硫酸 57ml，加水稀释至 1000ml，即得。本液含 H_2SO_4 应为 9.5%～10.5%。

168. 稀乙酸

取冰醋酸 60ml，加水稀释至 1000ml，即得。

169. 焦锑酸钾试液

取焦锑酸钾 2g，在 85ml 热水中溶解，迅速冷却，加入氢氧化钾溶液（3→20）10ml；放置 24 小时，滤过，加水稀释至 100ml，即得。

170. 蒽酮试液

取蒽酮 0.7g，加硫酸 50ml 使溶解，再以硫酸溶液（70→100）稀释至 500ml。

171. 碘化汞钾试液

取二氯化汞 1.36g，加水 60ml 使溶解，另取碘化钾 5g，加水 10ml 使溶解，将两液混合，加水稀释至 100ml，即得。

172. 碘化钾试液

取碘化钾 16.5g，加水使溶解成 100ml，即得。本液应临用新制。

173. 碘化钾碘试液

取碘 0.5g 与碘化钾 1.5g，加水 25ml 使溶解，即得。

174. 碘化铋钾试液

取碱式硝酸铋 0.85g，加冰醋酸 10ml 与水 40ml 溶解后，加碘化钾溶液（4→10）20ml，摇匀，即得。

175. 改良碘化铋钾试液

取碘化铋钾试液 1ml，加 0.6mol/L 盐酸 2ml，加水至 10ml，即得。

176. 稀碘化铋钾试液

取碱式硝酸铋 0.85g，加冰醋酸 10ml 与水 40ml 溶解后，即得。临用前取 5ml，加碘化钾溶液（4→10）5ml，再加冰醋酸 20ml，用水稀释至 100ml，即得。

177. 碘化镉试液

取碘化镉 5g，加水使溶解成 100ml，即得。

178. 碘试液

可取用碘滴定液（0.05mol/L）。

179. 碘试液（用于微生物限度检查）

取碘 6g 与碘化钾 5g，加水 20ml 使溶解，即得。

180. 碘铂酸钾试液

取氯化铂 20mg，加水 2ml 溶解后，加 4%碘化钾溶液 25ml，如发生沉淀，可振摇使溶解。加水使成 50ml，摇匀，即得。

181. 浓碘铂酸钾试液

取氯铂酸 0.15g 与碘化钾 3g，加水使溶解成 60ml，即得。

182. 硼酸试液

本液为硼酸饱和的丙酮溶液。

183. 溴化钾溴试液

取溴 30g 与溴化钾 30g，加水使溶解成 100ml，即得。

184. 溴化氰试液

取溴试液适量，滴加 0.1mol/L 硫氰酸铵溶液至溶液变为无色，即得。本液应临用新制，有毒。

185. 溴百里香酚蓝试液

取溴百里香酚蓝 0.3g，加 1mol/L 的氢氧化钠溶液 5ml 使溶解，加水稀释至 1000ml，即得。

186. 溴试液

取溴 2~3ml，置用凡士林涂塞的玻璃瓶中，加水 100ml，振摇使成饱和的溶液，即得。本液应置暗处保存。

187. 福林试液

取钨酸钠 10g 与钼酸钠 2.5g，加水 70ml、85%磷酸 5ml 与盐酸 10ml，置 200ml 烧瓶中，缓缓加热回流 10 小时，放冷，再加硫酸锂 15g、水 5ml 与溴滴定液 1 滴煮沸约 15 分钟，至溴除尽，放冷至室温，加水使成 100ml。滤过，滤液作为贮备液。置棕色瓶中，于冰箱中保存。临用前，取贮备液 2.5ml，加水稀释至 10ml，摇匀，即得。

188. 福林酚试液

（1）福林酚试液 A：取 4%碳酸钠溶液与 0.2mol/L 的氢氧化钠溶液等体积混合（溶液甲）；取 0.04mol/L 硫酸铜溶液与 2%酒石酸钠溶液等体积混合（溶液乙）。用时将溶液甲、溶液乙两种溶液按 50：1 混合，即得。

（2）福林酚试液 B：取钨酸钠 100g、钼酸钠 25g，加水 700ml、85%磷酸 50ml 与盐酸 100ml，置磨口圆底烧瓶中，缓缓加热回流 10 小时，放冷，再加硫酸锂 150g、水 50ml 和溴数滴，加热煮沸 15 分钟，冷却，加水稀释至 1000ml，滤过，滤液作为贮备液，置棕色瓶中。临用前加水一倍，摇匀，即得。

189. 酸性茜素锆试液

取茜素磺酸钠 70mg，加水 50ml 溶解后，缓缓加入 0.6%二氯化氧锆（$ZrOCl_2 \cdot 8H_2O$）溶液 50ml 中，用混合酸溶液（每 1000ml 中含盐酸 123ml 与硫酸 40ml）稀释至 1000ml，放置 1 小时，即得。

190. 酸性硫酸铁铵试液

取硫酸铁铵 20g 与硫酸 9.4ml，加水至 100ml，即得。

191. 酸性氯化亚锡试液

取氯化亚锡 20g，加盐酸使溶解成 50ml，滤过，即得。本液配成后 3 个月即不适用。

192. 碱式乙酸铅试液

取一氧化铅 14g，加水 10ml，研磨成糊状，用水 10ml 洗入玻璃瓶中，加含乙酸铅 22g 的水溶液 70ml，用力振摇 5 分钟后，时时振摇，放置 7 日，滤过，加新沸过的冷水使成 100ml，即得。

193. 稀碱式乙酸铅试液

取碱式醋酸铅试液 4ml，加新沸过的冷水使成 100ml，即得。

194. 碱性三硝基苯酚试液

取 1%三硝基苯酚溶液 20ml，加 5%氢氧化钠溶液 10ml，加水稀释至 100ml，即得。本液应临用新制。

195. 碱性四氮唑蓝试液

取 0.2%四氮唑蓝的甲醇溶液 10ml 与 12%氢氧化钠的甲醇溶液 30ml，临用时混合，即得。

196. 碱性硝普钠试液

取硝普钠与碳酸钠各 1g，加水使溶解成 100ml，即得。

197. 碱性连二亚硫酸钠试液

取连二亚硫酸钠 50g，加水 250ml 使溶解，加含氢氧化钾 28.57g 的水溶液 40ml，混合，即得。本液应临用新制。

198. 碱性枸橼酸铜试液

（1）取硫酸铜 17.3g 与枸橼酸 115.0g，加微温或温水使溶解成 200ml 甲液备用。

（2）取在 180℃干燥 2 小时的无水碳酸钠 185.3g，加水使溶解成 500ml 乙液备用。

（3）临用前取甲液 50ml，在不断振摇下，缓缓加入乙液 20ml 内，冷却后，加水稀释至 100ml，即得。

199. 碱性盐酸羟胺试液

（1）取氢氧化钠 12.5g，加无水甲醇使溶解成 100ml。

（2）取盐酸羟胺 12.5g，加无水甲醇 100ml，加热回流使溶解。

（3）用时将两液等量混合，滤过，即得。本液应临用新制，配制后 4 小时内应用。

200. 碱性酒石酸铜试液

（1）取硫酸铜结晶 6.93g，加水使溶解成 100ml。

（2）取酒石酸钾钠结晶 34.6g 与氢氧化钠 10g，加水使溶解成 100ml。

（3）用时将上述两液等量混合，即得。

201. 碱性 β-萘酚试液

取 β-萘酚 0.25g，加氢氧化钠溶液（1→10）10ml 使溶解，即得。本液应临用新制。

202. 碱性焦性没食子酸试液

取焦性没食子酸 0.5g，加水 2ml 溶解后，加氢氧化钾 12g 的水溶液 8ml，摇匀，即得。本液应临用新制。

203. 碱性碘化汞钾试液

取碘化钾 10g，加水 10ml 溶解后，缓缓加入氯化汞的饱和水溶液，随加随搅拌，至生成的红色沉淀不再溶解，加氢氧化钾 30g，溶解后，再加氯化汞的饱和水溶液 1ml 或 1ml 以上，并用适量的水稀释使成 200ml，静置，使沉淀，即得。用时倾取上层的澄明液应用。

〔检查〕 取本液 2ml，加入含氨 0.05mg 的水 50ml 中，应即时显黄棕色。

204. 碳酸钠试液

取一水合碳酸钠 12.5g 或无水碳酸钠 10.5g，加水使溶解成 100ml，即得。

205. 碳酸氢钠试液

取碳酸氢钠 5g，加水使溶解成 100ml，即得。

206. 碳酸钾试液

取无水碳酸钾 7g，加水使溶解成 100ml，即得。

207. 碳酸铵试液

取碳酸铵 20g 与氨试液 20ml，加水使溶解成 100ml，即得。

208. 乙酸汞试液

取乙酸汞 5g，研细，加温热的冰醋酸使溶解成 100ml，即得。本液应置棕色瓶内，密闭保存。

209. 乙酸钠试液

取乙酸钠结晶 13.6g，加水使溶解成 100ml，即得。

210. 乙酸钠-氢氧化钠试液

取乙酸钠 10.3g，氢氧化钠 86.5g，加水溶解并稀释至 1000ml。

211. 乙酸钴试液

取乙酸钴 0.1g，加甲醇使溶解成 100ml，即得。

212. 乙酸钾试液

取乙酸钾 10g，加水使溶解成 100ml，即得。

213. 乙酸铅试液

取乙酸铅 10g，加新沸过的冷水溶解后，滴加乙酸使溶液澄清，再加新沸过的冷水使成 100ml，即得。

214. 乙酸氧铀锌试液

取乙酸氧铀 10g，加冰醋酸 5ml 与水 50ml，微热使溶解，另取乙酸锌 30g，加冰醋酸 3ml 与水 30ml，微热使溶解，将两液混合，放冷，滤过，即得。

215. 乙酸铵试液

取乙酸铵 10g，加水使溶解成 100ml，即得。

216. 乙酸铜试液

取乙酸铜 0.1g，加水 5ml 与乙酸数滴溶解后，加水稀释至 100ml，滤过，即得。

217. 浓乙酸铜试液

取乙酸铜 13.3g，加水 195ml 与乙酸 5ml 使溶解，即得。

218. 靛胭脂试液

取靛胭脂，加硫酸 12ml 与水 80ml 的混合液，使溶解成每 100ml 中含 $C_{16}H_8N_2O_2$（SO_3Na）$_2$0.09～0.11g，即得。

219. 靛基质试液

取对二甲氨基苯甲醛 5.0g，加入戊醇（或丁醇）75ml，充分振摇，使完全溶解后，再取浓盐酸 25ml 徐徐滴入，边加边振摇，以免骤热导致溶液色泽变深；或取对二甲氨基苯甲醛 1.0g，加入 95%乙醇 95ml，充分振摇，使完全溶解后，取盐酸 20ml 徐徐滴入。

220. 磺胺试液

取磺胺 50mg，加 2mol/L 盐酸溶液 10ml 使溶解，即得。

221. 磺基丁二酸钠二辛酯试液

取磺基丁二酸钠二辛酯 0.9g，加水 50ml，微温使溶解，冷却至室温后，加水稀释至 200ml，即得。

222. 磷试液

取对甲氨基苯酚硫酸盐 0.2g，加水 100ml 使溶解后，加焦亚硫酸钠 20g，溶解，即得。本液应置棕色具塞玻璃瓶中保存，配制后 2 周即不适用。

223. 磷钨酸试液

取磷钨酸 1g，加水使溶解成 100ml，即得。

224. 磷钨酸钼试液

取钨酸钠 10g 与磷钼酸 2.4g，加水 70ml 与磷酸 5ml，回流煮沸 2 小时，放冷，加水稀释至 100ml，摇匀，即得。本液应置玻璃瓶内，在暗处保存。

225. 磷钼钨酸试液

取钨酸钠 100g、钼酸钠 25g，加水 700ml 使溶解，加盐酸 100ml、磷酸 50ml，加热回流 10 小时，放冷，再加硫酸锂 150g、水 50ml 和溴 0.2ml，煮沸除去残留的溴（约 15 分钟），冷却，加水稀释至 1000ml，滤过，即得。本液不得显绿色（如放置后变为绿色，可加溴 0.2ml，煮沸除去多余的溴即可）。

226. 磷钼酸试液

取磷钼酸 5g，加无水乙醇使溶解成 100ml，即得。

227. 磷酸氢二钠试液

取磷酸氢二钠结晶 12g，加水使溶解成 100ml，即得。

228. 镧试液

取氧化镧（La_2O_3）5g，用水润湿，缓慢加盐酸 25ml 使溶解，并用水稀释成 100ml，静置过夜，即得。

229. 糠醛试液

取糠醛 1ml，加水使溶解成 100ml，即得。本液应临用新制。

附录三　一般鉴别试验

1. 水杨酸盐

（1）取供试品的中性或弱酸性稀溶液，加三氯化铁试液1滴，即显紫色。

（2）取供试品溶液，加稀盐酸，即析出白色水杨酸沉淀；分离，沉淀在乙酸铵试液中溶解。

2. 丙二酰脲类

（1）取供试品约0.1g，加碳酸钠试液1ml与水10ml，振摇2分钟，滤过，滤液中逐滴加入硝酸银试液，即生成白色沉淀，振摇，沉淀即溶解；继续滴加过量的硝酸银试液，沉淀不再溶解。

（2）取供试品约50mg，加吡啶溶液（1→10）5ml，溶解后，加铜吡啶试液1ml，即显紫色或生成紫色沉淀。

3. 有机氟化物

取供试品约7mg，照氧瓶燃烧法（通则0703）进行有机破坏，用水20ml与0.01mol/L氢氧化钠溶液6.5ml为吸收液，待燃烧完毕后，充分振摇；取吸收液2ml，加茜素氟蓝试液0.5ml，再加12%乙酸钠的稀乙酸溶液0.2ml，用水稀释至4ml，加硝酸亚铈试液0.5ml，即显蓝紫色；同时做空白对照试验。

4. 亚硫酸盐或亚硫酸氢盐

（1）取供试品，加盐酸，即发生二氧化硫的气体，有刺激性，特臭，并能使硝酸亚汞试液湿润的滤纸显黑色。

（2）取供试品溶液，滴加碘试液，碘的颜色即消退。

5. 亚锡盐

取供试品的水溶液1滴，点于磷钼酸铵试纸上，试纸应显蓝色。

6. 托烷生物碱类

取供试品约10mg，加发烟硝酸5滴，置水浴上蒸干，得黄色的残渣，放冷，加乙醇2～3滴湿润，加固体氢氧化钾一小粒，即显深紫色。

7. 亚汞盐与汞盐

（1）亚汞盐

1）取供试品，加氨试液或氢氧化钠试液，即变黑色。

2）取供试品，加碘化钾试液，振摇，即生成黄绿色沉淀，瞬即变为灰绿色，并逐渐转变为灰黑色。

（2）汞盐

1）取供试品溶液，加氢氧化钠试液，即生成黄色沉淀。

2）取供试品的中性溶液，加碘化钾试液，即生成猩红色沉淀，能在过量的碘化钾试液中溶解；再以氢氧化钠试液碱化，加铵盐即生成红棕色的沉淀。

3）取不含过量硝酸的供试品溶液，涂于光亮的铜箔表面，擦拭后即生成一层光亮似银的沉积物。

8. 芳香第一胺类

取供试品约 50mg，加稀盐酸 1ml，必要时缓缓煮沸使溶解，加 0.1mol/L 亚硝酸钠溶液数滴，加与 0.1mol/L 亚硝酸钠溶液等体积的 1mol/L 脲溶液，振摇 1 分钟，滴加碱性 β-萘酚试液数滴，视供试品不同，生成由粉红到猩红色沉淀。

9. 苯甲酸盐

（1）取供试品的中性溶液，滴加三氯化铁试液，即生成赭色沉淀；再加稀盐酸，变为白色沉淀。

（2）取供试品，置干燥试管中，加硫酸后，加热，不炭化，但析出苯甲酸，并在试管内壁凝结成白色升华物。

10. 乳酸盐

取供试品溶液 5ml（约相当于乳酸 5mg），置试管中，加溴试液 1ml 与稀硫酸 0.5ml，置水浴上加热，并用玻璃棒小心搅拌至褪色，加硫酸铵 4g，混匀，沿管壁逐滴加入 10%硝普钠的稀硫酸溶液 0.2ml 和浓氨试液 1ml，使成两液层；在放置 30 分钟内，两液层的接界面处出现一暗绿色环。

11. 枸橼酸盐

（1）取供试品溶液 2ml（约相当于枸橼酸 10mg），加稀硫酸数滴，加热至沸，加高锰酸钾试液数滴，振摇，紫色即消失；溶液分成两份，一份中加硫酸汞试液 1 滴，另一份中逐滴加入溴试液，均生成白色沉淀。

（2）取供试品约 5mg，加吡啶-醋酐（3∶1）约 5ml，振摇，即生成黄色到红色或紫红色的溶液。

12. 钙盐

（1）取铂丝，用盐酸湿润后，蘸取供试品，在无色火焰中燃烧，火焰即显砖红色。

（2）取供试品溶液（1→20），加甲基红指示液 2 滴，用氨试液中和，再滴加盐酸至恰呈酸性，加草酸铵试液，即生成白色沉淀；分离，沉淀不溶于乙酸，但可溶于稀盐酸。

13. 钠盐

（1）取铂丝，用盐酸湿润后，蘸取供试品，在无色火焰中燃烧，火焰即显鲜黄色。

（2）取供试品约 100mg，置 10ml 试管中，加水 2ml 溶解，加 15%碳酸钾溶液 2ml，加热至沸，应不得有沉淀生成；加焦锑酸钾试液 4ml，加热至沸；置冰水中冷却，必要时，用玻璃棒摩擦试管内壁，应有致密的沉淀生成。

14. 钡盐

（1）取铂丝，用盐酸湿润后，蘸取供试品，在无色火焰中燃烧，火焰即显黄绿色；通过绿色玻璃透视，火焰显蓝色。

（2）取供试品溶液，滴加稀硫酸，即生成白色沉淀；分离，沉淀在盐酸或硝酸中均不溶解。

15. 酒石酸盐

（1）取供试品的中性溶液，置洁净的试管中，加氨制硝酸银试液数滴，置水浴中加热，银即游离并附在试管的内壁成银镜。

（2）取供试品溶液，加乙酸成酸性后，加硫酸亚铁试液 1 滴和过氧化氢试液 1 滴，待溶液褪色后，用氢氧化钠试液碱化，溶液即显紫色。

16. 铋盐

（1）取供试品溶液，滴加碘化钾试液，即生成红棕色溶液或暗棕色沉淀；分离，沉淀能在过量碘化钾试液中溶解成黄棕色的溶液，再加水稀释，又生成橙色沉淀。

（2）取供试品溶液，用稀硫酸酸化，加 10%硫脲溶液，即显深黄色。

17. 钾盐

（1）取铂丝，用盐酸湿润后，蘸取供试品，在无色火焰中燃烧，火焰即显紫色；但有少量的钠盐混存时，须隔蓝色玻璃透视，方能辨认。

（2）取供试品，加热炽灼除去可能杂有的铵盐，放冷后，加水溶解，再加 0.1%四苯硼钠溶液与乙酸，即生成白色沉淀。

18. 亚铁盐与铁盐

（1）亚铁盐

1）取供试品溶液，滴加铁氰化钾试液，即生成深蓝色沉淀；分离，沉淀在稀盐酸中不溶，但加氢氧化钠试液，即生成棕色沉淀。

2）取供试品溶液，加 1%邻二氮菲的乙醇溶液数滴，即显深红色。

（2）铁盐

1）取供试品溶液，滴加亚铁氰化钾试液，即生成深蓝色沉淀；分离，沉淀在稀盐酸中不溶，但加氢氧化钠试液，即生成棕色沉淀。

2）取供试品溶液，滴加硫氰酸铵试液，即显血红色。

19. 铵盐

（1）取供试品，加过量的氢氧化钠试液后，加热，即分解，发生氨臭；遇用水湿润的红色石蕊试纸，能使之变蓝色，并能使硝酸亚汞试液湿润的滤纸显黑色。

（2）取供试品溶液，加碱性碘化汞钾试液 1 滴，即生成红棕色沉淀。

20. 银盐

（1）取供试品溶液，加稀盐酸，即生成白色凝乳状沉淀；分离，沉淀能在氨试液中溶解，加稀硝酸酸化后，沉淀复生成。

（2）取供试品的中性溶液，滴加铬酸钾试液，即生成砖红色沉淀；分离，沉淀能在硝酸中溶解。

21. 铜盐

（1）取供试品溶液，滴加氨试液，即生成淡蓝色沉淀；再加过量的氨试液，沉淀即溶解，生成深蓝色溶液。

（2）取供试品溶液，加亚铁氰化钾试液，即显红棕色或生成红棕色沉淀。

22. 锂盐

（1）取供试品溶液，加氢氧化钠试液碱化后，加入碳酸钠试液，煮沸，即生成白色沉淀；分离，沉淀能在氯化铵试液中溶解。

（2）取铂丝，用盐酸湿润后，蘸取供试品，在无色火焰中燃烧，火焰显胭脂红色。

（3）取供试品适量，加入稀硫酸或可溶性硫酸盐溶液，不生成沉淀（与锶盐区别）。

23. 硫酸盐

（1）取供试品溶液，滴加氯化钡试液，即生成白色沉淀；分离，沉淀在盐酸或硝酸中均不溶解。

（2）取供试品溶液，滴加乙酸铅试液，即生成白色沉淀；分离，沉淀在乙酸铵试液或氢氧化钠试液中溶解。

（3）取供试品溶液，加盐酸，不生成白色沉淀（与硫代硫酸盐区别）。

24. 硝酸盐

（1）取供试品溶液，置试管中，加等量的硫酸，小心混合，冷后，沿管壁加硫酸亚铁试液，使成两液层，接界面显棕色。

（2）取供试品溶液，加硫酸与铜丝（或铜屑），加热，即发生红棕色的蒸气。

（3）取供试品溶液，滴加高锰酸钾试液，紫色不应褪去（与亚硝酸盐区别）。

25. 锌盐

（1）取供试品溶液，加亚铁氰化钾试液，即生成白色沉淀；分离，沉淀在稀盐酸中不溶解。

（2）取供试品制成中性或碱性溶液，加硫化钠试液，即生成白色沉淀。

26. 锑盐

（1）取供试品溶液，加乙酸成酸性后，置水浴上加热，趁热加硫代硫酸钠试液数滴，逐渐生成橙红色沉淀。

（2）取供试品溶液，加盐酸成酸性后，通硫化氢，即生成橙色沉淀；分离，沉淀能在硫化铵试液或硫化钠试液中溶解。

27. 铝盐

（1）取供试品溶液，滴加氢氧化钠试液，即生成白色胶状沉淀；分离，沉淀能在过量的氢氧化钠试液中溶解。

（2）取供试品溶液，加氨试液至生成白色胶状沉淀，滴加茜素磺酸钠指示液数滴，沉淀即显樱红色。

28. 氯化物

（1）取供试品溶液，加稀硝酸使成酸性后，滴加硝酸银试液，即生成白色凝乳状沉淀；分离，沉淀加氨试液即溶解，再加稀硝酸酸化后，沉淀复生成。如供试品为生物碱或其他有机碱的盐酸盐，须先加氨试液使成碱性，将析出的沉淀滤过除去，取滤液进行试验。

（2）取供试品少量，置试管中，加等量的二氧化锰，混匀，加硫酸湿润，缓缓加热，即发生氯气，能使用水湿润的碘化钾淀粉试纸显蓝色。

29. 溴化物

（1）取供试品溶液，滴加硝酸银试液，即生成淡黄色凝乳状沉淀；分离，沉淀能在氨试液中微溶，但在硝酸中几乎不溶。

（2）取供试品溶液，滴加氯试液，溴即游离，加三氯甲烷振摇，三氯甲烷层显黄色或红棕色。

30. 碘化物

（1）取供试品溶液，滴加硝酸银试液，即生成黄色凝乳状沉淀；分离，沉淀在硝酸或氨试液中均不溶解。

（2）取供试品溶液，加少量的氯试液，碘即游离；如加三氯甲烷振摇，三氯甲烷层显紫色；如加淀粉指示液，溶液显蓝色。

31. 硼酸盐

（1）取供试品溶液，加盐酸使成酸性后，能使姜黄试纸变成棕红色；放置干燥，颜色即变深，用氨试液湿润，即变为绿黑色。

（2）取供试品，加硫酸，混合后，加甲醇，点火燃烧，即产生边缘带绿色的火焰。

32. 碳酸盐与碳酸氢盐

（1）取供试品溶液，加稀酸，即泡沸，产生二氧化碳，导入氢氧化钙试液中，即生成白色沉淀。

（2）取供试品溶液，加硫酸镁试液，如为碳酸盐溶液，即生成白色沉淀；如为碳酸氢盐溶液，须煮沸，始生成白色沉淀。

（3）取供试品溶液，加酚酞指示液，如为碳酸盐溶液，即显深红色；如为碳酸氢盐溶液，不变色或仅显微红色。

33. 镁盐

（1）取供试品溶液，加氨试液，即生成白色沉淀；滴加氯化铵试液，沉淀溶解；再加磷酸氢二钠试液1滴，振摇，即生成白色沉淀。分离，沉淀在氨试液中不溶解。

（2）取供试品溶液，加氢氧化钠试液，即生成白色沉淀。分离，沉淀分成两份，一份中加过量的氢氧化钠试液，沉淀不溶解；另一份中加碘试液，沉淀转成红棕色。

34. 乙酸盐

（1）取供试品，加硫酸和乙醇后，加热，即分解产生乙酸乙酯的香气。

（2）取供试品的中性溶液，加三氯化铁试液1滴，溶液呈深红色，加稀无机酸，红色即褪去。

35. 磷酸盐

（1）取供试品的中性溶液，加硝酸银试液，即生成浅黄色沉淀；分离，沉淀在氨试液或稀硝酸中均易溶解。

（2）取供试品溶液，加氯化铵镁试液，即生成白色结晶性沉淀。

（3）取供试品溶液，加钼酸铵试液与硝酸后，加热即生成黄色沉淀；分离，沉淀能在氨试液中溶解。